LEÇONS

SUR

LA SCROFULE ET LES SCROFULIDES

ET SUR

LA SYPHILIS ET LES SYPHILIDES

Paris. — Imprimerie de E. MARTINET, rue Mignon, 2.

LEÇONS

SUR

LA SCROFULE ET LES SCROFULIDES

ET SUR

LA SYPHILIS ET LES SYPHILIDES

PROFESSÉES A L'HÔPITAL SAINT-LOUIS

PAR

LE Dr HARDY

Professeur agrégé, chargé du cours de clinique des maladies de la peau,
à la Faculté de médecine de Paris,
Médecin de l'hôpital Saint-Louis, etc., etc.

RÉDIGÉES ET PUBLIÉES

Par le Dr Jules LEFEUVRE

Lauréat de la Faculté de médecine de Paris, ancien interne des hôpitaux, etc.

REVUES PAR LE PROFESSEUR.

PARIS

ADRIEN DELAHAYE, LIBRAIRE-ÉDITEUR

PLACE DE L'ÉCOLE-DE-MÉDECINE

1864

AVANT-PROPOS

L'hôpital Saint-Louis renferme toujours un grand nombre de malades atteints d'affections scrofuleuses et syphilitiques. J'ai profité de cette réunion de cas semblables au fond, quoique souvent très-différents dans la forme, pour tracer dans mes leçons l'histoire de la scrofule et de la syphilis. Tout en donnant la description des diverses affections qui dépendent de ces deux maladies générales, et en insistant principalement sur les manifestations cutanées, j'ai saisi également l'occasion de traiter les points de doctrine qui se rapportent à ces deux vastes sujets, et j'ai cherché à les résoudre en m'appuyant sur l'observation de faits nombreux, recueillis depuis plusieurs années sans autre préoccupation que celle de la recherche de la vérité.

Les affections scrofuleuses et syphilitiques sont très-communes ; on en rencontre fréquemment des exemples dans la pratique médicale, et malheureusement beaucoup de médecins, d'ailleurs instruits et capables, ne les connaissent pas suffisamment ; je serais heureux, si ces

leçons pouvaient contribuer à répandre des connaissances cliniques que je considère comme indispensables
à tout médecin.

M. le docteur Lefeuvre, mon ancien interne, m'a
beaucoup aidé dans cette publication : je le prie de recevoir ici mes remercîments pour le soin avec lequel il a
recueilli mes leçons et exprimé mes opinions relativement à certains points litigieux de doctrine.

A. HARDY.

11 avril 1864.

LEÇONS

SUR LES

MALADIES DE LA PEAU

CHAPITRE PREMIER

INTRODUCTION A L'ÉTUDE DES MALADIES DE LA PEAU.

Pour bien connaître les affections de la peau, il ne suffit pas de voir des malades et d'observer l'origine et le développement des diverses éruptions; il faut encore avoir une méthode qui permette de se guider au milieu de variétés nombreuses, en établissant dans toutes ces affections, des classes, des catégories indispensables à l'étude de toute science. Ce sera par l'exposition de cette méthode que nous commencerons le cours de cette année, qui doit comprendre particulièrement l'histoire des scrofulides et des syphilides.

Mais, dès le début, nous sommes arrêtés par une difficulté première : en effet, nous trouvons à l'hôpital Saint-Louis autant de doctrines qu'il y a de médecins; de là une confusion regrettable. Aussi, pour remédier à cet état d'anarchie, nous étudierons d'abord les points les plus simples, les plus élémentaires, ceux sur lesquels tout le monde est d'accord, et nous aborderons après les questions litigieuses.

Dans l'étude des maladies cutanées, on doit commencer par s'occuper de l'aspect des éruptions, des diverses formes qu'elles revêtent; ces formes, surtout au début, présentent des caractères assez tranchés, pour qu'on puisse les réduire à un petit nombre de lésions désignées sous des noms particuliers. C'est ce qu'on a appelé en dermatologie les *lésions élémentaires;* elles ont été bien étudiées d'abord par Plenk, puis par Willan et son école. On en a admis huit, qui sont : 1° les macules ; 2° les taches exanthématiques; 3° les vésicules; 4° les bulles ; 5° les pustules; 6° les papules ; 7° les squames; 8° les tubercules.

Comme ces huit lésions élémentaires classiques ne renferment pas toutes les formes, nous avons ajouté les quatre suivantes : 9° les taches hématiques; 10° les excroissances; 11° les produits exagérés des sécrétions cutanées, sébacées ou sudorales; 12° les productions parasitaires.

Sans nous arrêter à la description de ces diverses lésions, qui se trouve dans tous les ouvrages classiques et dans mes leçons des années précédentes, nous dirons tout de suite que nous croyons cette classification des lésions élémentaires bien préférable à celle de M. Bazin, qui n'en admet que quatre : 1° les taches; 2° les boutons; 3° les exfoliations; 4° les ulcérations. En voulant simplifier, M. Bazin a trop confondu, et, de plus, ses quatre classes ne sont pas toutes admissibles. La première peut, à la rigueur, être acceptée; la seconde embrasse tant de lésions différentes, qu'elle produit une véritable confusion; dans la troisième, se rangent les matières excrétées, mais le sens grammatical du mot exfoliation est *produit foliacé*; or, l'acné sébacée ne présente aucun feuillet. Enfin, les ulcérations ne sont pas des lésions élémentaires primitives, elles ne sont que la conséquence d'autres lésions.

En résumé, nous nous rattachons, pour l'étude des lésions élémentaires, à l'école willaniste, en ajoutant quatre nouvelles lésions aux huit décrites par Willan.

Mais il ne suffit pas d'avoir reconnu la lésion élémentaire, il faut encore savoir si elle est idiopathique ou symptomatique, si elle dépend d'une cause locale ou d'une cause générale; et, pour arriver à ce but, il faut ranger les maladies dans des groupes distincts, d'après les lois d'une classification méthodique, laquelle est indispensable pour avoir une idée complète de la dermatologie.

C'est ici surtout, quand on cherche une bonne classification des maladies de la peau, que l'on rencontre la division entre les médecins qui représentent aujourd'hui la science dermatologique à l'hôpital Saint-Louis. On peut les diviser en deux camps : les uns, faisant jouer le rôle principal aux lésions élémentaires, divisent les maladies cutanées en vésiculeuses, pustuleuses, etc.; les autres, s'attachant surtout à la nature de la maladie, ont fait bon marché de la forme en étudiant principalement les caractères fournis par les causes, par la marche, par les indications thérapeutiques, pour en faire la base des divisions nosologiques. Étudions d'abord les doctrines des premiers.

Plenk, médecin de Vienne, fut le premier (1776) qui

divisa les maladies de la peau d'après leur aspect extérieur; mais sa classification n'est pas exacte, parce que
plusieurs de ses groupes ne sont pas formés de lésions
primitives, mais d'altérations consécutives. Willan, médecin d'un dispensaire de Londres, doit être considéré
comme le véritable auteur de la classification basée sur
les lésions élémentaires. Sa doctrine fut développée par
son élève Bateman, importée en France et popularisée
par Biett, et elle est aujourd'hui représentée à l'hôpital
Saint-Louis par MM. Cazenave, Gibert et Devergie.

La classification de Willan a eu de très-grands avantages : elle a apporté de l'ordre dans la dermatologie
comprenant auparavant une foule de maladies confondues
les unes avec les autres, elle leur a donné des noms bien
déterminés, et elle a ainsi apporté dans le diagnostic une
précision inconnue avant elle. Mais à côté de ces avantages, cette méthode présente de graves inconvénients.

La simplicité qu'elle semble avoir apportée pour le
diagnostic, est plus apparente que réelle; car la lésion
élémentaire a souvent une durée éphémère, et alors le
médecin, appelé à constater le genre de maladie, ne trou-
vant plus cette lésion, est fort embarrassé. Du reste, est-ce
bien philosophique de ne prendre pour base d'une classification que le point de départ de la maladie, n'est-ce
pas comme si l'on classait les oiseaux d'après les caractères de leurs œufs (Alibert)?

La lésion élémentaire n'est pas toujours la même pour
la même maladie, ainsi dans l'eczéma fendillé il n'y a pas
de vésicules, dans l'acné on trouve des lésions élémentaires variées.

Cette méthode est complétement nulle au point de vue

du pronostic, et même elle peut induire en erreur : ainsi en présence des croûtes épaisses, des ulcérations étendues de l'impétigo, on pourra porter un pronostic grave sur une maladie qui guérira sans laisser de cicatrices ; d'un autre côté, en présence d'une tache d'érythème scrofuleux d'apparence bénigne, on portera un pronostic très-peu grave sur une maladie qui doit durer longtemps, et qui ne guérira qu'à la condition de laisser une cicatrice indélébile.

Cette méthode ne donne aussi aucune indication thérapeutique ; il faut prendre ces notions en dehors de la méthode willaniste, qui est sous ce rapport complétement stérile.

Enfin, il résulte de cette méthode un grand inconvénient nosographique : d'abord, on rapproche, on réunit dans la même classe des maladies complétement distinctes, comme la gale et l'eczéma, la variole et l'acné, etc.; on éloigne l'une de l'autre des affections analogues, telles que l'eczéma et l'impétigo ; puis, en attachant une importance exagérée à la forme extérieure, à l'aspect, on multiplie à l'infini les genres, les espèces et les variétés ; si la couleur, si la forme change un peu, tout de suite un nom nouveau. M. Devergie, qui ne voit que les formes morbides, a ainsi créé des genres trop nombreux, et donné des noms trop multipliés sans aucune utilité pratique. De même que dans toutes les autres parties de la pathologie, on ne doit décrire que les types, types qui sont modifiés par la constitution individuelle, les causes extérieures, etc.

Ce qui prouve encore les inconvénients de la doctrine des lésions élémentaires, c'est que la plupart de ses partisans ne l'ont pas adoptée dans toute sa rigueur, et ne se sont pas fait faute d'exposer au besoin des principes qui s'en éloignent. Ainsi, M. Gibert reconnaît qu'il y a des maladies de cause externe, et d'autres dites spontanées ou de cause interne ; il ajoute : « Une différence radicale existe entre les maladies constitutionnelles de cause interne, et les affections accidentelles et de cause externe ; » de plus, il admet les maladies parasitaires. M. Devergie a formé une classification hybride : ainsi, à côté des affections vésiculeuses, pustuleuses, squameuses, etc., classées d'après les lésions élémentaires, nous trouvons les affections scrofuleuses, syphilitiques, cachectiques et symptomatiques d'une altération du sang. M. Cazenave, qu'on peut considérer comme le vrai représentant de Willan, l'élève dévoué de Biett, a proposé une classification basée sur l'anatomie pathologique de la peau qu'il a étudiée avec un soin tout particulier ; mais à côté, il admet la nature des maladies comme autre base de ses divisions, puisqu'il reconnaît des maladies inflammatoires, nerveuses, parasitaires, etc.

Nous pouvons résumer cette courte critique de la méthode de Willan, en disant qu'elle est un bon guide pour reconnaître la lésion élémentaire ; mais, de même que l'auscultation est un moyen artificiel, qui fait reconnaître les différents bruits de la poitrine sans fournir aucune idée sur la nature de la maladie, de même les lésions élémentaires seules ne donnent qu'un signe diagnostique sans aucune utilité pour la pratique. Il ne faut pas s'arrêter là, il faut voir si cette lésion est idiopathique ou symptomatique, il faut étudier la nature de l'éruption ; c'est ce que nous allons faire maintenant en parlant de la seconde doctrine.

Plusieurs auteurs, en présence de cette insuffisance de la méthode de Willan pour reconnaître les causes, la nature, le pronostic et la thérapeutique des maladies cutanées, ont cherché à grouper ces maladies d'après la considération de la nature présumée.

Lorry est le premier, qui, en 1777, divisa les maladies cutanées d'après leur nature, en deux grandes classes : les maladies provenant d'une cause interne, et les maladies provenant d'une cause externe. Malheureusement Lorry partageait les doctrines qui régnaient alors ; il était humoriste, et il admettait que, dans les maladies de cause externe, cette cause externe allait vicier les humeurs après avoir agi localement ; tandis que, dans les maladies de cause interne, la lésion des humeurs était primitive, et se traduisait par les éruptions cutanées. Nous ne pouvons aujourd'hui accepter de telles doctrines.

Joseph Frank a été plus loin ; il a divisé les maladies cutanées en maladies aiguës et en maladies chroniques, et il a donné aux premières le nom d'exanthèmes, aux secondes celui d'impétigines. Il a ensuite subdivisé les impétigines en primitives, locales, comprenant les difformités et les affections de cause externe, et en secondaires ou symptomatiques d'un état général. Ces impétigines secondaires peuvent être inflammatoires, dartreuses, scrofuleuses, arthritiques, véroleuses, etc. Cette classification mérite de grands éloges, surtout dans la division des impétigines, où elle sépare les affections de cause externe de celles de cause interne ; mais la division en aiguës et chroniques est mauvaise, car la marche ne change pas la nature d'une maladie, et d'ailleurs, quelques-unes de ses impétigines ne sont pas admissibles,

Alibert, médecin en chef de l'hôpital Saint-Louis, et notre maître, voyant l'inanité de la doctrine anatomo-pathologique de Willan, qui était alors en grande vogue, voulut considérer les maladies cutanées comme les maladies ordinaires, et étudier la dermatologie comme on étudie le reste de la pathologie. Il réunit alors dans les mêmes classes les maladies ayant le plus de caractères communs, ayant les mêmes causes, la même marche, demandant le même traitement; il chercha à faire, pour la dermatologie, ce que Jussieu venait de faire pour la botanique. Ce fut un véritable progrès; malheureusement il créa quelques ordres mauvais, et les progrès de la science ont imprimé d'autres défauts à sa classification; ainsi sa famille des *dermatoses scabieuses* est détruite par les découvertes dues au microscope; ses *dermatoses teigneuses*, parmi lesquelles se rencontrent toutes les maladies de la tête, ne sont pas toutes parasitaires et ne siègent pas seulement à la tête. De plus, Alibert pécha par trop d'imagination, il présenta sa classification sous la forme d'un arbre dont le tronc était la peau, les branches figurant les genres, et les rameaux les variétés des maladies cutanées; il prêta ainsi au ridicule, et comme il avait remplacé les anciens noms par des nouveaux peu euphoniques, l'école de Biett, alors toute-puissante, réussit à discréditer cette doctrine, et consolida le succès de celle de Willan.

Nous devons citer, en passant, la classification de Baumès (de Lyon), qui regarde toutes les maladies comme dues à des diathèses résidant dans une altération des liquides, et causant les maladies cutanées par les mouvements fluxionnaires qu'elles provoquent dans la peau.

Mais sans nous arrêter à discuter cette doctrine très-obscure, nous avons hâte d'arriver jusqu'à nos jours.

M. Bazin et moi, tous deux élèves d'Alibert, nous avons été frappés de l'avantage de sa méthode, dont les imperfections étaient dues surtout à l'époque où elle avait été créée. Laissant sur le second plan l'aspect extérieur des maladies de la peau, les lésions élémentaires, nous nous sommes surtout préoccupés de la nature de ces affections ; les embrassant avec un esprit plus général, nous les avons étudiées d'après les principes de la pathologie, et nous avons adopté pour la dermatologie les mêmes doctrines que pour les autres maladies. Mais, partis du même point, nous sommes arrivés à des résultats un peu différents : nous allons d'abord vous exposer la doctrine de M. Bazin, puis nous l'examinerons au point de vue critique ; et dans cette discussion des opinions de notre excellent collègue et ami, tout en signalant ce que nous considérons comme les imperfections de sa doctrine, nous tâcherons de ne pas oublier les services réels qu'il a rendus à la dermatologie.

Dès l'abord de cette exposition, nous sommes obligés de poser quelques principes de pathologie générale ; M. Bazin, en effet, a donné de la *maladie* une définition toute nouvelle, et qui n'appartient qu'à lui : c'est, dit-il, *un état accidentel et contre nature de l'homme, qui produit et développe un ensemble de désordres fonctionnels et organiques, isolés ou réunis, simultanés ou successifs.* Il admet donc que la maladie est un état de tout l'organisme, un état général, qui produit et développe les *affections*, états morbides des parties du corps, caractérisés par les lésions et les symptômes. Il n'y a pas pour lui de maladie locale, il n'y a que des maladies générales. Or, comme la peau ne forme qu'une partie du corps, elle ne peut pas avoir de maladies, elle ne peut avoir que des affections de cause externe ou des affections symptomatiques d'une maladie, d'un état général.

Cette distinction entre la maladie et l'affection est empruntée à l'école de Montpellier, mais elle est appliquée ici dans un autre sens. Dans cette école, on reconnaît en effet : 1° l'indisposition qui n'est qu'un trouble momentané de la santé, et qui disparaît rapidement, ou se change en affection ; 2° l'affection qui est l'état de l'organe malade ; et 3° la maladie qui existe quand il y a réaction, lutte de la force vitale contre l'affection. M. Bazin a fait remarquer avec raison que cette réaction, ce *conamen naturæ*, comme disait Sydenham, peut manquer, surtout dans les maladies graves ; aussi il n'a pas adopté cette manière de définir le mot maladie : pour lui, nous le répétons, c'est un état général, constitutionnel, sous l'influence duquel peuvent se développer les affections. Pour l'école de Montpellier, la maladie est la réaction contre l'affection, état morbide local ; pour M. Bazin, la maladie est l'état général préexistant, la cause constitutionnelle et primitive qui produit secondairement les *affections*.

Après avoir appliqué ces principes généraux à la dermatologie, et n'avoir admis que des affections cutanées, M. Bazin divise ces dernières en trois classes :

I. Les affections de cause externe, parmi lesquelles on remarque surtout les affections parasitaires, artificielles et mécaniques.

II. Les affections de cause interne, subdivisées en trois sections :

1° Les éruptions fébriles;

2° Les affections des maladies constitutionnelles qui sont : l'herpétisme, l'arthritis, la scrofule, la syphilis et la lèpre ;

3° Les affections des diathèses purulente, cancéreuse, tuberculeuse, etc.

III. Les difformités congénitales ou acquises.

L'objection capitale que nous ferons à la doctrine de M. Bazin, c'est d'avoir créé une pathologie générale à lui, pathologie qui n'est, ni celle de Paris, ni celle de Montpellier. Cette doctrine, avec son langage spécial composé de mots nouveaux, ou de mots anciens employés dans un sens différent, rend l'étude de la dermatologie très-ardue, et rend même difficile l'intelligence des opinions de notre collègue. Pour nous, nous ne saurions l'adopter, ni dans la forme, ni dans le fond : nous admettons, en effet, des maladies locales et des maladies générales, des maladies idiopathiques et deutéropathiques; et nous ne pouvons nous empêcher de considérer les affections locales comme des maladies, telles sont : l'ophthalmie, la blennorrhagie, l'orchite, etc. Pour nous, la maladie est un état anormal de l'économie, qu'il soit local ou général; l'eczéma, l'érythème sont pour nous des maladies comme la pneumonie, la pleurésie, etc.

Quant à la classification de M. Bazin, elle nous semble fondée sur une base insuffisante, car il n'envisage que le côté étiologique des états morbides. Or, une même maladie peut se développer sous des causes diverses, et, en faisant des espèces différentes selon les causes, on s'expose à des répétitions, et l'on produit une confusion qu'on voit quelquefois régner dans les ouvrages de M. Bazin. Ainsi l'eczéma, qui pour nous est une entité morbide bien nette, est rangée successivement par lui dans les affections de cause externe, dans les affections parasitaires, dans les affections arthritiques, dans les affections herpétiques, dans les affections scrofuleuses; de même, le zona peut être pour M. Bazin un pseudo-exanthème, une affection dartreuse ou une arthritide : une arthritide, parce qu'il est souvent dû à l'impression du froid ; mais il peut être produit par une émotion morale, et on le rencontre chez des gens non arthritiques. Pour faire du zona une affection dartreuse, il faut vraiment aller contre l'observation, car M. Bazin reconnaît pour caractères aux dartres : l'hérédité, la symétrie des éruptions, la marche irrégulière, l'extension à tout le corps, les récidives, tous caractères qui manquent dans le zona, maladie idiopathique, bien limitée, d'un seul côté ordinairement, à marche précise et régulière. La seule raison pour laquelle il admet un zona dartreux, est sa guérison par l'acide arsénieux ; mais si ce médicament guérit les dartres, ne réussit-il pas encore dans la chorée, dans les névralgies, etc.; et de là, son emploi rationnel dans la névralgie qui accompagne le zona.

Pour établir toutes ces distinctions, M. Bazin se fonde sur des différences dans les diverses expressions du même genre nosologique ; mais, au milieu de toutes ces variétés, où il ne voit que le côté étiologique, il ne fait pas assez attention au terrain sur lequel se développent les éruptions. Est-ce qu'une pneumonie se présente avec les mêmes symptômes chez un homme fort et vigoureux et

chez un individu débilité, chez un homme à tempérament sanguin et chez un lymphatique? Il en est de même
pour les affections cutanées; la constitution, le tempérament jouent un grand rôle dans les symptômes : l'eczéma
chez un individu sanguin présentera une rougeur vive de
la peau, les vésicules seront bien nettes, la marche sera
régulière, la réaction assez intense, avec un violent prurit; chez un sujet lymphatique, au contraire, la coloration
sera peu prononcée, la marche lente, les vésicules se
changeront en pustules, les croûtes seront épaisses, il y
aura peu de réaction, peu de prurit. Certainement ces
différences viennent des malades et ne constituent pas
des espèces différentes, ainsi que le professe notre collègue. Et pourquoi M. Bazin ne va-t-il pas jusqu'au bout?
Pour être logique, en effet, il devrait faire pour l'érysipèle
comme pour l'eczéma, et admettre un érysipèle artificiel,
arthritique, scrofuleux, etc.; car l'érysipèle chez un scrofuleux n'a pas les mêmes symptômes, ne présente pas la
même gravité, et ne réclame pas le même traitement que
l'érysipèle développé chez un sujet à constitution vigou-
reuse, à tempérament sanguin. Dans tous ces cas, il ne
faut pas chercher une nature différente de l'affection,
mais considérer le malade; il ne faut pas voir seulement
la maladie, mais il faut étudier aussi le sujet qui en est
affecté.

Pour nous résumer, nous dirons que le tort de M. Bazin est d'avoir un langage à lui, qui le rend difficile à
comprendre ; de n'avoir considéré les maladies de la peau
que comme des éruptions symptomatiques, secondaires,
variant de nature suivant leur cause, et de ne pas avoir
admis en nosologie cutanée des espèces fixes, bien déter-

minées. Ces reproches nous empêcheront donc d'accepter complétement les opinions nosologiques de M. Bazin, quoique nous rendions justice d'ailleurs aux progrès qu'il a imprimés par ses travaux à l'étude de la derma-tologie.

Ayant ainsi examiné sous le rapport critique les diverses méthodes de comprendre et de classer les maladies de la peau, il nous reste à faire connaître le mode que nous croyons préférable à suivre pour les étudier ; et après les reproches que nous avons adressés aux idées de nos devanciers et de nos contemporains, on aurait le droit d'être sévère pour nous ; mais nous allons tâcher de tourner la difficulté en disant que nous ne croyons pas qu'on doive avoir une méthode spéciale pour étudier les maladies de la peau, et que nous pensons au contraire que, ces affections étant soumises aux mêmes lois générales pathologiques que les autres espèces nosologiques, on doit les étudier comme toutes les autres. Le tort des médecins dermatologues a toujours été de vouloir isoler les affections cutanées de la pathologie, de créer pour elles une classification à part, presque une langue à part ; il est temps de proclamer que les maladies de la peau sont semblables à celles de tout autre appareil, qu'elles surviennent sous l'influence de causes analogues, qu'elles font souvent partie avec d'autres d'un même état morbide, que, comme toutes les autres variétés nosologiques, elles sont tantôt idiopathiques, tantôt symptomatiques, et qu'en un mot, dans leur description comme dans leur étude pratique, on doit suivre la méthode qui guide le praticien dans l'étude de toute maladie. Mais, nous dira-t-on, et la classification ; quelle est celle qu'on doit adopter? Après y avoir bien réfléchi, après en avoir proposé une comme tous les autres, je crois qu'il est sage de ne pas s'arrêter à une classification purement dermatologique, faite exprès et uniquement pour les maladies cutanées; il me paraît préférable de se servir tout simplement de la classification qu'on adopte pour toutes les espèces nosologiques, et d'y faire entrer les maladies de la peau. Dans cet ordre d'idées aussi opposé que possible à la spécialité, nous rangerons les diverses affections de la peau dans onze classes, lesquelles sont à très-peu de choses près, celles déjà proposées par nous dans le *Traité de pathologie* qui nous est commun avec M. Béhier.

Nous trouvons ainsi : 1° les *difformités*, qui ne sont pas à proprement parler des maladies; ce sont des vices congénitaux ou acquis, qui, une fois développés, persistent habituellement toute la vie sans trouble de la santé, et que l'on ne peut le plus souvent faire disparaître qu'en les enlevant avec le bistouri, ou en les détruisant avec les caustiques. Les principales difformités de la peau sont : les macules, telles que les éphélides, le lentigo, le vitiligo, l'albinisme, la nigritie; certaines tumeurs, comme les verrues, le molluscum, l'acné miliaire, les nævi; enfin l'ichthyose et la kéloïde.

2° Les affections *inflammatoires* de la peau sont des maladies simples, idiopathiques ou symptomatiques, mais indépendantes de toute cause diathésique. Dans la plupart des maladies de la peau, on rencontre des phénomènes appartenant à l'inflammation; mais, dans quelques unes, le caractère inflammatoire est subordonné à une cause spéciale, comme dans la variole, dans la syphilis, dans les maladies dartreuses et dans les maladies parasitaires;

nous ne plaçons pas ces maladies dans les inflammations, parce que le caractère phlegmasique est au second rang ; mais nous considérerons, au contraire, comme rentrant dans les inflammations, les affections cutanées dans lesquelles les phénomènes inflammatoires sont prédominants : tels sont l'érythème, l'ecthyma, le zona, le pemphigus, l'acné, le strophulus, le prurigo. Le traitement consiste dans quelques antiphlogistiques locaux et généraux, et dans la médication substitutive, lorsque la maladie est passée à l'état chronique. Quelques-unes de ces affections sont toujours secondaires, comme le prurigo dû à des parasites ou à une affection nerveuse de la peau ; dans ces cas, le traitement doit être dirigé contre la maladie primitive.

3° Les maladies *artificielles* sont des éruptions tantôt développées sous l'influence d'une cause externe, d'une certaine substance mise en contact avec la peau : telles sont les éruptions dues à l'huile de croton, au tartre stibié, etc. ; tantôt provoquées par l'ingestion de certains médicaments, comme le cubèbe, le copahu, etc. Le traitement consiste à suspendre l'usage de la substance irritante, et à combattre l'affection locale par les moyens antiphlogistiques.

4° Les maladies *parasitaires* sont causées par la présence de parasites animaux ou végétaux. Les principales maladies sont : la phthiriase, la gale pour les parasites animaux ; le favus, la tricophytie, la pelade, le *pityriasis versicolor* pour les parasites végétaux. L'indication précise est de détruire le parasite.

5° Les maladies *gangréneuses* consistent dans la mortification d'une partie de la peau : tels sont le furoncle, l'anthrax, la pustule maligne, le charbon.

6° Les *congestions* cutanées sont assez rares, elles siégent le plus souvent à la figure, et elles sont ordinairement secondaires.

7° Les *hémorrhagies* de la peau comme les congestions sont le plus souvent secondaires : le sang se répand au dehors comme dans les sueurs de sang, ou bien reste dans le derme comme dans le purpura, dans l'affection mélanique de la peau.

8° Les *hypercrinies* ou flux peuvent présenter différents aspects ; l'hypersécrétion ressemble à de l'huile dans l'acné sébacée fluente, et elle forme des croûtes dans l'acné sébacée concrète ; on doit encore ranger dans les flux, les sueurs générales ou locales, et les sueurs colorées.

9° Les *névroses* de la peau forment une classe naturelle d'affections, tantôt idiopathiques, tantôt secondaires ; ainsi l'urticaire existe tantôt seule, tantôt elle coïncide avec d'autres accidents nerveux ; l'hyperesthésie de la peau, l'analgésie, l'anesthésie rentrent aussi dans cette classe.

10° Les affections *cutanées fébriles* renferment :

A. Les *fièvres éruptives* que vous connaissez, telles que la variole, la rougeole, la scarlatine, etc ;

B. Les *pseudo-fièvres*, qui présentent aussi des phénomènes généraux, mais dont les phénomènes locaux sont moins généralisés et la marche moins régulière : tels sont l'érysipèle, les érythèmes papuleux, noueux et scarlatiniforme;

C. Les *éruptions fébriles*, qui se développent sous l'influence de la fièvre, n'offrent par elles-mêmes aucune gravité, et ne demandent aucun traitement : tels sont l'*herpès labialis*, les taches bleues, les taches lenticulaires de la fièvre typhoïde.

11° Les maladies *constitutionnelles* ne se développent jamais que par une cause générale, dépendante de l'individu ; les accidents sont toujours sous l'influence d'un état général, que l'on a appelé maladie constitutionnelle ou diathèse. Pour nous, ces deux mots ont la même signification, tandis que M. Bazin attribue à chacun un sens différent.

Les maladies constitutionnelles qui donnent naissance à des éruptions cutanées, sont au nombre de six :

A. Les maladies *dartreuses* dépendent d'un état général de l'économie qu'on désigne sous le nom de *diathèse dartreuse*. Leurs caractères principaux sont : l'hérédité, la symétrie des éruptions, leur marche irrégulière et extensive, leurs récidives fréquentes, et leur guérison sans cicatrices. Le traitement doit être en même temps général et local.

B. Les *scrofulides* sont des éruptions causées aussi par une diathèse, la *diathèse scrofuleuse*. Ces éruptions ont pour principaux caractères : la coloration rouge foncée, le gonflement du tissu cellulaire sous-jacent et périphérique, la marche chronique, la guérison avec des cicatrices déprimées et réticulées, et la nécessité d'un traitement général prolongé.

C. Les *syphilides* sont encore dues à une diathèse, la *diathèse syphilitique* quelquefois congénitale et le plus souvent acquise. Les principaux caractères des syphilides sont : la coloration spéciale, la forme arrondie, l'absence de réaction locale, la polymorphie, la forme particulière des ulcérations, la coloration verdâtre des croûtes, les cicatrices superficielles. Le traitement est celui de la syphilis.

D. Les éruptions *pellagreuses* semblent appartenir à une véritable cachexie, caractérisée surtout par l'érythème dorsal des mains, par les troubles digestifs et par les accidents nerveux.

E. Les *léproïdes* sont dues à la maladie générale appelée *lèpre*, maladie encore assez mal connue dans tous ses détails.

F. Les maladies *cancéreuses* peuvent affecter la forme fibro-plastique, la forme épithéliale ou la forme cancéreuse, et elles se développent sous l'influence d'un état général que l'on a appelé *diathèse cancéreuse*.

Sans être spéciale, cette classification nous paraît avoir de grands avantages pratiques, en réunissant dans la même classe les affections qui ont la même origine, qui présentent des symptômes analogues, qui ont à peu près la même marche, et qui réclament le même ordre de moyens thérapeutiques; elle nous paraît surtout avoir un grand avantage sur les classifications fondées sur la seule considération des lésions élémentaires : en effet, par le système de Willan, on arrive seulement à nommer la maladie, mais on n'a aucune notion sur sa nature, sur sa gravité, sur le traitement qu'elle réclame; tandis qu'en rangeant les maladies cutanées d'après leur nature, dès qu'on sait qu'une affection appartient à telle ou telle classe, on a déjà une idée sur sa cause morbide, sur sa gravité et sur les moyens principaux de traitement qu'on pourra lui opposer. Nous répéterons encore que

cette manière de considérer et de classer les maladies
de la peau, a pour nous le grand avantage de les faire
rentrer dans le cadre de la pathologie ordinaire, et
de rompre avec les idées de spécialité trop longtemps
adoptées.

CHAPITRE II

DE LA SCROFULE.

Avant de commencer l'étude des scrofulides dont la description, jointe à celle des syphilides, doit être le sujet du cours de cette année, nous croyons devoir vous tracer un tableau succinct de l'histoire de la scrofule, considérée d'une manière générale. En effet, pour bien comprendre l'évolution, la marche, le traitement des éruptions cutanées scrofuleuses, il est indispensable de connaître la maladie générale, constitutionnelle, qui est la cause primitive et essentielle de leur apparition. Aussi nous allons commencer par vous faire un exposé rapide de cette dia·thèse, à laquelle on peut rapporter un grand nombre d'affections variables par leur aspect, par leur siége, mais semblables par leur origine et par leur nature.

Le mot *scrofule* vient du mot *scrofa, truie,* les engorgements ganglionnaires, qui surviennent chez les scrofuleux, étant très-fréquents dans l'espèce porcine.

La définition de la scrofule est très-difficile à donner, à cause de la diversité de siége et de forme des affections qu'elle engendre. Cependant nous croyons pouvoir la définir : une maladie générale, constitutionnelle ou diathésique, non contagieuse, donnant lieu à des affections soit simultanées, soit successives, ayant pour siége le plus habituel la peau, les ganglions lymphatiques, le tissu cellulaire et les os, et caractérisées surtout par leur fixité, leur marche chronique, la tendance à la suppuration et à la destruction des parties atteintes.

Par cette définition, nous voyons que la scrofule comprend un grand nombre de maladies qui offrent des caractères communs, et qui dépendent toutes d'une altération générale, primitive et le plus souvent héréditaire. Pendant très-longtemps toutes ces maladies scrofuleuses furent étudiées séparément, comme des entités morbides. Au commencement du XVIII° siècle, Sauvages et Bordeu regardèrent la scrofule comme n'étant pas constituée seulement par les écrouelles, mais comme pouvant amener encore d'autres maladies. Et cependant, ce n'est que dans ces derniers temps que l'on a étudié avec soin les maladies scrofuleuses, qu'on les a réunies, que l'on a reconnu leur nature spéciale, et que l'on a admis d'une manière définitive l'unité morbide de la scrofule.

Avant d'étudier les affections dues à la scrofule, nous devons décrire les caractères généraux de la scrofule elle-même, c'est-à-dire l'aspect général des individus scrofuleux ou qui sont prédisposés à quelque affection strumeuse. Ces caractères n'ont, d'ailleurs, aucune valeur, si on les prend isolément ; mais par leur réunion, ils impriment aux malades un cachet spécial. C'est ainsi que la plupart des individus scrofuleux présentent les caractères suivants : ils ont la tête trop petite ou trop grosse, surtout à la partie postérieure ; le front est souvent bas, les tempes sont aplaties. La face est pâle ou très-colorée, mais les couleurs sont comme plaquées, elles cessent brusquement ; les traits sont gros, les lèvres sont épaisses, surtout la lèvre supérieure ; les mâchoires sont larges, fortes ; le nez est épaté, il est gros à sa pointe et aplati à sa racine, et les narines sont étroites, ce qui oblige les individus qui présentent ces caractères, à respirer par la bouche ; les yeux sont habituellement d'un bleu tendre, ternes, sans expression ; les sclérotiques sont bleuâtres, les pupilles dilatées et les cils longs. Le système pileux est peu abondant et se développe tardivement ; on croit que les scrofuleux sont ordinairement blonds, mais assez souvent leurs yeux et leurs cheveux sont noirs.

L'habitude extérieure présente un défaut d'harmonie entre les diverses parties du corps ; ainsi la tête est trop grosse ou trop petite, les membres sont trop longs ou trop courts, la taille est très-élevée ou très-petite ; les nains et les géants sont habituellement scrofuleux. A l'âge adulte, les individus scrofuleux paraissent souvent plus jeunes qu'ils ne le sont, tandis que, pendant leur enfance, ils paraissent plus âgés, ressemblant quelquefois alors à de petits vieillards.

La poitrine est souvent étroite et le ventre très-gros ; les membres sont grêles, et s'ils sont plus forts, les chairs sont ordinairement flasques ; les articulations sont volumineuses, les mains et les pieds très-grands.

Du côté du tube digestif, on trouve fréquemment un appétit vorace, contrastant quelquefois avec une grande maigreur, ou une inappétence habituelle, principalement pour la viande ; et, comme le scrofuleux mange surtout avec plaisir des légumes, des fruits, du lait, il est difficile de fortifier sa constitution par une bonne nourriture. Chez plusieurs, il y a de temps en temps de la diarrhée, qui alterne avec de la constipation.

Quelques enfants scrofuleux se font remarquer par le développement de leurs facultés intellectuelles ; ils sont gais, vifs, et apprennent avec facilité ; mais chez d'autres, l'intelligence est assez bornée, et même elle peut être nulle. Le plus souvent ils sont mous, apathiques, et se fatiguent facilement ; ils se tiennent mal et éprouvent des lassitudes spontanées, non soulagées par le repos.

L'accroissement du corps est ou très-retardé ou trop rapide. En général, ils arrivent plus tard à la puberté. Chez les jeunes filles, la menstruation est tardive, et elle commence par une dysménorrhée qui peut durer long-temps, et même pendant toute la vie menstruelle : elles ont souvent de la leucorrhée ; chez les jeunes gens, les appétits vénériens arrivent tard, et habituellement sont très-peu développés.

Les scrofuleux présentent enfin très-facilement les si-gnes de la chloro-anémie : leur sang est décoloré ; il y a augmentation d'eau et diminution des parties solides, de la fibrine et des globules. De là, la pâleur de la face et la bouffissure que l'on rencontre assez souvent.

Tels sont les principaux caractères des individus pré-disposés aux maladies scrofuleuses ; cependant quelques scrofuleux présentent un aspect un peu différent : ils ont le teint frais et coloré, la peau blanche, les yeux grands, vifs et brillants, la physionomie gracieuse et un certain embonpoint. Ces caractères sont regardés par les familles comme les signes d'une très-bonne santé ; mais nous devons les rattacher au tempérament lymphatique, et les regarder comme annonçant encore une prédisposition à la scrofule.

AFFECTIONS SCROFULEUSES.

Les affections locales de la scrofule, ou les *maladies scrofuleuses*, sont très-nombreuses ; elles peuvent attaquer les différents tissus, et envahir la peau, les muqueuses, le tissu cellulaire, les ganglions lymphatiques, les os et même les viscères. C'est cette diversité de maladies secondaires, qui a amené les médecins à les observer séparément, et à les regarder comme des entités morbides ; sous l'influence de l'anatomie pathologique, on étudiait surtout les lésions, et l'on a décrit séparément des arthrites, des ophthalmies, des ostéites, des adénites, etc., sans s'inquiéter de leur nature et du lien commun qui les unissait. Actuellement encore, certains médecins continuent à considérer ces affections comme idiopathiques, et refusent de les rattacher à une cause générale. C'est principalement à Lugol qu'on doit les connaissances que nous avons sur la scrofule ; c'est lui qui a institué les rapports de ces maladies entre elles, qui a fait ressortir leur parenté et leur dépendance d'une seule cause constitutionnelle.

Quelques auteurs ont suivi, pour l'étude des maladies scrofuleuses, l'ordre dans lequel elles se présentent le plus souvent ; mais comme cet ordre est loin d'être constant, comme nous le verrons plus loin en parlant de la marche de la scrofule, nous les indiquerons d'après leur siége anatomique.

1º AFFECTIONS SCROFULEUSES DES MUQUEUSES. — L'*ophthalmie* scrofuleuse est un des symptômes les plus fréquents de la scrofule. Son début est ordinairement insidieux ; il y a d'abord un peu de sensibilité de la vue, et le matin, au réveil, les paupières sont agglutinées. Bientôt le bord libre des paupières devient rouge, un peu tuméfié et quelquefois légèrement ulcéré; les glandes de Meibomius ont leur sécrétion exagérée; les cils tombent et repoussent plus minces, et souvent avec une mauvaise direction. L'inflammation peut s'étendre aux voies lacrymales et produire l'épiphora ou une tumeur lacrymale, qui plus tard amènera une fistule. La conjonctive palpébrale est affectée et se couvre de petites granulations, qui donnent au malade la sensation de grains de sable ou de graviers; la conjonctive oculaire devient rouge, et l'on y voit des faisceaux vasculaires étendus de la cornée à un angle de l'œil, l'externe le plus souvent : à la partie interne de ce faisceau, on remarque quelquefois une petite pustule que quelques auteurs ont considérée comme un signe caractéristique de l'ophthalmie scrofuleuse. Les faisceaux vasculaires peuvent se développer et former un ptérygion.

Lorsque l'inflammation a envahi la cornée, il y a du larmoiement et de la photophobie; la cornée devient louche, il se forme à sa surface de légères ulcérations, ou bien il y a une suffusion plastique ou purulente entre ses lames et, à la suite, une taie ou un albugo : la cornée ramollie peut donner naissance à un staphylôme; enfin, elle peut se perforer, et alors on a des adhérences et une procidence de l'iris, ou bien l'œil peut se vider et être réduit à son moignon.

Il est rare que l'ophthalmie scrofuleuse produise d'aussi graves lésions; le plus souvent, elle reste limitée aux bords libres des paupières, ou bien elle ne produit qu'une conjonctivite chronique ou une kératite superficielle.

Le *coryza* scrofuleux succède souvent à plusieurs coryzas aigus ; il est caractérisé par de l'enchifrènement, de la difficulté pour le passage de l'air, et le malade est obligé de respirer par la bouche : il y a un écoulement catarrhal abondant, qui s'écoule sur la lèvre supérieure, l'irrite et y produit souvent des exulcérations. Le liquide se concrète en croûtes, qui oblitèrent le conduit des fosses nasales, déjà diminué par le gonflement de la muqueuse.

La muqueuse est rouge, fongueuse ; elle peut s'ulcérer ; les os eux-mêmes peuvent être attaqués. Ces ulcérations durent longtemps ; elles produisent une rétention du muco-pus, qui donne cette odeur infecte qu'on rencontre dans la maladie désignée sous le nom d'ozène et de punaisie. Ces lésions ne sont accompagnées que d'une douleur obtuse et profonde, d'un sentiment de gêne dans la respiration, mais très-souvent elles aboutissent à la perte de l'odorat.

L'*otite* externe débute ordinairement par l'état aigu et persiste à l'état chronique ; elle siége le plus souvent d'un seul côté. Elle est caractérisée par la tuméfaction du conduit auditif externe et surtout par la sécrétion d'un liquide muco-purulent et par la surdité. Persistant très-longtemps, quelquefois toute la vie, cette inflammation peut déterminer la perforation de la membrane du tympan, et une otite moyenne avec carie, chute des osselets, et perte définitive de l'audition. L'otite moyenne coïncide souvent avec la carie scrofuleuse du rocher, surtout avec celle des cellules mastoïdiennes.

Les individus scrofuleux sont sujets à des *amygdalites*

fréquentes, qui laissent après elles une inflammation chronique, caractérisée par la rougeur et l'hypertrophie des amygdales; la rougeur s'étend souvent, ainsi que la tuméfaction, aux piliers antérieurs, à la partie supérieure du pharynx et à l'ouverture des trompes d'Eustache ; la voix est gutturo-nasale, il y a du ronflement pendant le sommeil et de la surdité, même sans affection de l'organe de l'ouïe.

La *muqueuse du tube digestif* est souvent le siége d'une inflammation légère ; les scrofuleux ont de fréquentes indigestions accompagnées de coliques et de diarrhée. On rencontre souvent chez eux les affections vermineuses, non pas parce que les vers sont le résultat de la scrofule, mais parce qu'ils trouvent chez les scrofuleux un terrain favorable à leur développement, de même que quelques parasites végétaux se développent facilement sur leur enveloppe cutanée.

On trouve souvent chez les petites filles scrofuleuses la *muqueuse de la vulve* rouge, granulée, avec hypersécrétion des glandes vulvaires; il y a souvent chez elles un écoulement leucorrhéique abondant ; ce liquide sécrété de nature muco-purulente produit un prurit très-violent, et détermine, par son contact irritant, de l'érythème aux fesses et aux cuisses; cette leucorrhée persiste longtemps, récidive facilement, et se montre rebelle aux moyens topiques; le traitement local a besoin, le plus souvent, d'être aidé par une médication générale.

2° AFFECTIONS SCROFULEUSES DE LA PEAU. — Les maladies cutanées développées sous l'influence de la scrofule sont fréquentes; elles présentent les caractères généraux suivants, que nous ne faisons qu'énumérer, devant y revenir plus loin : le siége profond de la lésion, la marche chronique, la tendance à l'ulcération et à la cicatrisation. Les cicatrices se forment lors même qu'il n'y a pas eu d'ulcération ; elles sont déprimées, enfoncées et réticulées, comme celles des brûlures ; quelquefois elles sont saillantes et kéloïdiennes, ou bien elles forment de petites tumeurs verruqueuses.

3° **Affections des ganglions lymphatiques.** — Les affections des ganglions lymphatiques sont le symptôme le plus fréquent de la scrofule, et le plus anciennement connu sous le nom d'écrouelles. Le siége le plus habituel se voit à la région cervicale ; on peut cependant observer des affections semblables aux aisselles, aux aines, aux mamelles, et partout où il se trouve des ganglions.

Les ganglions lymphatiques peuvent être affectés de deux manières : ils sont hypertrophiés ou suppurés ; ces deux formes se rencontrent, d'ailleurs, souvent simultanément ou successivement chez le même malade.

L'engorgement des ganglions sans suppuration est caractérisé par l'augmentation de volume des ganglions, qui acquièrent la dimension d'une cerise, d'une noix et d'un œuf de poule, sans qu'il y ait de douleur ; ils sont durs, élastiques et ne présentent pas habituellement d'adhérence à la peau. Ces ganglions hypertrophiés peuvent, par leur réunion, former des saillies énormes sur les parties latérales du cou ; on a cru que ces tumeurs pouvaient, par leur pression sur les organes internes, causer des accidents graves : des hémorrhagies cérébrales par la compression des vaisseaux cervicaux, des névralgies par la pression des nerfs sensibles, de la dyspnée par celle de la trachée, l'asphyxie par la compression du nerf phrénique, etc. ; ces accidents sont possibles, mais ils sont très-rares ; le plus souvent ces tumeurs existent sans trouble dans la santé. Elles persistent quelquefois indéfiniment, en constituant plutôt une difformité qu'une maladie. A un moment donné, elles peuvent diminuer par un travail d'absorption, soit spontané, soit résultant plutôt d'une médication convenable. L'inflammation peut aussi s'en emparer et donner lieu à la suppuration et à l'ulcération.

Dans d'autres cas, ces phénomènes inflammatoires sont primitifs : les ganglions se gonflent, sont douloureux ; ils se ramollissent, la peau devient rouge, elle adhère à la tumeur, il se fait une ouverture qui donne issue à du pus, tantôt clair et séreux, tantôt épais, granuleux et caillebotté. Une fois l'ouverture formée, elle peut se refermer, mais elle ne tarde pas à se rouvrir, et il reste ordinairement une plaie fistuleuse plus ou moins grande, très-lente à se cicatriser ; très-souvent plusieurs ganglions s'enflamment ainsi simultanément ou successivement, et il en résulte des plaies multiples ayant le même caractère et la même marche chronique ; quelquefois aussi la peau, amincie dans une assez grande étendue, s'ulcère, et il se forme des ulcérations longues à guérir. Dans ces différents cas, les ulcères finissent cependant par se fermer, et l'on voit à leurs places des cicatrices déprimées, irrégulières, réticulées, et présentant une forme caractéristique, qui peut servir plus tard à établir un diagnostic rétrospectif.

4° AFFECTIONS DU TISSU CELLULAIRE. — Outre les ganglions lymphatiques, l'inflammation peut siéger dans le tissu cellulaire ; elle se manifeste alors sous forme d'abcès se développant, soit dans le tissu cellulaire superficiel, soit dans le tissu situé plus profondément, souvent dans celui qui entoure les ganglions.

Ces abcès ont quelquefois une marche aiguë, et le plus souvent une marche chronique ; on les désigne alors sous le nom d'abcès froids. Les premiers ressemblent à de petits phlegmons. Ils sont ordinairement superficiels, ils forment de petites tumeurs aplaties ; la peau devient chaude, douloureuse, elle s'amincit, se perfore, et donne issue à du pus séreux, mal lié, renfermant quelquefois des pelotons de tissu cellulaire. Il arrive souvent que ces abcès se montrent par poussées successives, et quelquefois ils sont si nombreux, qu'on les a regardés comme dépendant d'une diathèse purulente.

Le plus ordinairement les abcès du tissu cellulaire ont une marche beaucoup plus lente ; ils se développent sans inflammation apparente, et sans que les malades s'en aperçoivent. Ils forment des tumeurs arrondies, molles, indolentes, recouvertes par la peau normale lorsqu'ils sont superficiels. Quelquefois ils sont situés plus profondément, et alors leur marche est très-insidieuse. Ils peuvent se terminer par résorption ; mais le plus souvent, à un moment donné, ils passent à l'état aigu ; alors la tumeur augmente, devient douloureuse, la peau rougit, s'amincit, se perfore, et il sort du pus séreux, mal élaboré ; les bords de l'ouverture sont amincis, décollés, et les parois du foyer purulent étant formées par une membrane pyogénique épaisse, la guérison est très-lente.

Les cicatrices qui succèdent aux abcès présentent la même forme caractéristique que celle des cicatrices des ganglions suppurés.

5° AFFECTIONS DES OS. — La scrofule peut attaquer les os de plusieurs manières : au niveau des articulations, elle produit des tumeurs blanches ; dans la continuité des os, elle cause l'ostéite et quelquefois la nécrose.

La tumeur blanche est un accident très-fréquent de la scrofule, elle attaque le plus souvent les grandes articulations ; sa marche est très-lente, elle se développe spontanément, ou après l'action d'une cause traumatique. Il y a d'abord une douleur sourde, augmentant dans les mouvements, puis de la tuméfaction, de l'empâtement et un épanchement articulaire. Plus tard, l'inflammation s'étendant aux parties molles, il survient des abcès et des fistules. La tumeur blanche guérit rarement sans laisser de trace ; ordinairement elle se termine par une ankylose complète ou incomplète ; elle peut amener des luxations spontanées, des déformations de l'articulation ; enfin elle peut se terminer par suppuration ; alors, dans les cas les plus heureux, les malades conservent une ankylose, mais la mort peut survenir avec les symptômes de cachexie et de fièvre hectique.

L'ostéite scrofuleuse est aussi un accident fréquent ; elle attaque principalement la colonne vertébrale, le sternum, les côtes, les petits os des pieds et des mains. Elle débute par une douleur sourde, profonde ; bientôt on sent une tuméfaction, qui s'approche lentement de la peau, se ramollit, et il se forme un abcès local ou migrateur. Après l'ouverture de l'abcès, on a une fistule plus ou moins profonde, et le stylet, lorsqu'on peut l'introduire jusqu'à l'os, donne la sensation propre à la carie.

La carie scrofuleuse a une marche très-lente, et elle peut entraîner la mort par l'abondance de la suppuration.

La nécrose scrofuleuse est rare; lorsqu'elle attaque le tibia ou le fémur, elle produit souvent ces séquestres invaginés, si difficiles à extraire, et qui causent fréquemment la mort des malades épuisés par la suppuration.

6° SCROFULE VISCÉRALE. — La scrofule peut encore attaquer les viscères et produire le carreau, ou l'affection des ganglions mésentériques, le testicule scrofuleux, l'engorgement des mamelles, la phthisie scrofuleuse, etc.; mais il nous suffit d'indiquer ces affections, leur description nous mènerait au delà de notre sujet actuel.

On a voulu rattacher à la scrofule plusieurs maladies, que nous considérons comme ne faisant pas partie de son cortége symptomatique. C'est ainsi que quelques auteurs, parmi lesquels nous nommerons surtout Lugol, ont confondu les maladies scrofuleuses et les maladies tuberculeuses, parce qu'on rencontre assez fréquemment la tuberculisation chez les sujets scrofuleux. Mais on ne doit pas considérer ces deux maladies comme étant de même nature, parce qu'elles peuvent avoir le même élément anatomique, car alors on devrait confondre la carie scrofuleuse et la carie syphilitique. De plus, la marche, le siége, les complications, l'âge, ne sont pas les mêmes dans ces deux espèces de maladies. Nous admettrons cependant que les maladies tuberculeuses se développent plus fréquemmént chez les scrofuleux, parce qu'elles y trouvent un terrain favorable; mais elles ne sont pas sous la dépendance de la scrofule, car elles se manifestent souvent en dehors de cette diathèse.

Nous dirons exactement la même chose pour le cancer; il trouve, chez le scrofuleux, une organisation favorable à son développement, mais il n'est pas produit directement par la scrofule.

On a encore souvent réuni la scrofule et le rachitisme, mais ce sont deux maladies bien distinctes. Le rachitisme arrive dans l'enfance, n'attaque que les os, les déforme et les incurve sans produire ni carie, ni nécrose, ni tumeur blanche; la scrofule est une maladie de toute la vie; elle attaque presque tous les tissus, et, dans les os, elle produit la carie, la nécrose. Il est donc impossible de les confondre, puisqu'elles n'ont ni la même origine, ni la même nature, ni les mêmes lésions.

Nous serons moins affirmatifs relativement au goître : si, d'un côté, on voit quelquefois des goîtreux qui ne sont pas scrofuleux, de l'autre, le goître et la scrofule sont endémiques dans les mêmes pays : et très-souvent on rencontre chez les goîtreux des affections scrofuleuses, ou les signes de la diathèse scrofuleuse.

MARCHE, DURÉE, TERMINAISONS, COMPLICATIONS.

Marche, durée. — La scrofule a une marche très-lente; on peut la considérer comme une maladie chronique à longues périodes. Elle dure autant que la vie; on naît et on meurt scrofuleux; la maladie constitutionnelle ne s'éteint qu'avec l'individu. Il n'en est pas de même de ses manifestations ; ces dernières, après avoir duré un temps toujours assez long, se guérissent, et l'individu peut rester une ou plusieurs années sans présenter la même affection ou une autre ; il peut même arriver qu'il n'ait plus jamais de manifestations scrofuleuses. D'autres malades, au contraire, après un temps plus ou moins long, à l'occasion d'une cause accidentelle, seront atteints d'une conjonctivite, d'une carie scrofuleuse, etc. Ces maladies ont aussi une durée très-longue, mais elles sont curables, tandis qu'on ne peut que modifier la diathèse sans la faire disparaître complétement.

La marche de la scrofule semble être un peu influencée par les saisons ; ainsi les manifestations du côté des muqueuses sont plus fréquentes l'hiver, tandis que les scrofulides se montrent particulièrement au printemps. Les climats chauds ont une heureuse influence, surtout pour les habitants des pays tempérés.

Pour mettre de l'ordre au milieu des nombreuses affections qui sont sous la dépendance de la scrofule, quelques auteurs ont cherché à les ranger dans un certain ordre d'évolution. Ainsi M. Bazin a divisé la marche de la scrofule en quatre périodes : la première renfermerait les scrofulides superficielles et les affections muqueuses catarrhales ; la seconde, les scrofulides profondes ; la troisième, les tumeurs blanches, les caries et les abcès par congestion ; et la quatrième, les affections viscérales scrofuleuses, attaquant les poumons, le cerveau, le péritoine, les intestins, les ganglions mésentériques, les reins, etc.

Il est vrai que l'on observe quelquefois cet ordre dans le développement des maladies scrofuleuses, mais il y a de trop nombreuses exceptions pour que nous puissions l'admettre d'une manière absolue. En effet, il est très-rare que toutes ces maladies se montrent successivement chez le même individu; souvent elles ne se montrent pas dans le même ordre : on voit en même temps deux maladies de deux périodes différentes; enfin, la scrofule peut ne se manifester que par une seule affection, une tumeur blanche par exemple. Et ne voit-on pas fréquemment la méningite tuberculeuse, considérée par M. Bazin comme une affection de la quatrième période, apparaître chez de jeunes enfants qui n'ont encore présenté aucun symptôme de maladie scrofuleuse?

Quelques auteurs, parmi lesquels nous citerons M. Velpeau, considèrent l'engorgement des ganglions lymphatiques, comme étant toujours consécutif aux éruptions cutanées, et ne se développant jamais primitivement et spontanément. Les ganglions peuvent, il est vrai, s'engorger, s'enflammer et suppurer après une scrofulide comme à la suite d'une plaie, par la propagation de l'inflammation au moyen des vaisseaux lymphatiques; mais nous avons vu trop souvent des individus avoir les ganglions engorgés, quoique n'ayant jamais présenté aucune éruption cutanée, pour ne pas admettre que l'engorgement peut être spontané et primitif.

Terminaisons. — Nous avons dit que la scrofule était une maladie constitutionnelle, durant autant que l'individu, aussi nous ne croyons pas que l'on puisse la guérir complétement; on peut modifier la constitution, éloigner ou empêcher les manifestations scrofuleuses, mais non pas faire disparaître la scrofule.

Quant aux affections qui se développent sous l'influence de la diathèse scrofuleuse, elles peuvent se terminer par la guérison ; mais il faut bien savoir que, le plus souvent, après un intervalle plus ou moins long de bonne santé, on voit la maladie reparaître, soit sous la même forme, soit au même siége, soit sous une forme ou dans un siége différent.

La mort peut arriver de plusieurs manières : elle peut être due à la marche progressive de la maladie, par l'altération générale de toutes les fonctions principales qu'on peut appeler la cachexie scrofuleuse ; la peau devient grise, terne ; il y a de l'inappétence, de la fièvre accompagnée d'un peu de diarrhée et de sueurs peu abondantes. Il y a de l'amaigrissement, mais d'une manière peu marquée ; en même temps, il se fait des épanchements dans les plèvres, dans le péritoine et dans le tissu cellulaire, et le malade succombe dans un état d'épuisement profond. La mort peut être due à une complication : nous citerons la méningite, survenant à la suite d'une carie du rocher, l'hémorrhagie consécutive à une ulcération, etc. Elle peut être produite par une maladie intercurrente, qui trouve le malade dans de mauvaises conditions, et offrant moins de résistance à une affection accidentelle.

Complications. — La scrofule peut se compliquer d'un certain nombre de maladies, qui exercent une influence favorable ou défavorable sur ses manifestations.

L'érysipèle se montre très-souvent chez les scrofuleux, et surtout chez ceux qui présentent des affections cutanées ; il est habituellement d'une très-grande bénignité, et on l'a vu souvent déterminer la guérison d'affections anciennes. Les fièvres éruptives, la fièvre typhoïde jouent souvent le même rôle salutaire. Lugol croyait que ces fièvres étaient fâcheuses, parce qu'elles produisaient la phthisie, mais il confondait les maladies scrofuleuses et les maladies tuberculeuses.

La syphilis, qui survient chez des individus scrofuleux, est généralement plus grave et plus difficile à guérir; elle peut être l'occasion du développement des manifestations scrofuleuses ou en causer la récidive. Ces deux maladies cependant restent toujours distinctes; on peut facilement faire la part de chacune sur le même sujet. Elles ne se fusionnent pas, comme le veulent certains auteurs, pour produire des accidents mixtes.

Le favus se rencontre très-souvent chez les sujets scrofuleux, mais ce serait une erreur grave de le considérer comme un accident strumeux; ces deux maladies sont de nature tout à fait différente. Nous dirons seulement que le parasite de la teigne trouve chez les scrofuleux une organisation qui se prête à son développement et à sa propagation.

DIAGNOSTIC.

Si chaque manifestation de la scrofule a ses caractères particuliers, on doit savoir qu'il existe des caractères généraux qui se retrouvent dans toutes les affections scrofuleuses. Ces caractères doivent être étudiés d'abord relativement au *siége*. Ainsi un engorgement des ganglions lymphatiques, une affection osseuse, doivent faire immédiatement soupçonner la nature scrofuleuse de la mala-

die, tant il est fréquent de rencontrer la scrofule comme
origine des affections siégeant dans les ganglions lymphatiques ou dans les os.

L'aspect des *ulcérations* présente surtout quelque chose
de spécial : quel que soit le point de départ d'une plaie
scrofuleuse, qu'elle soit consécutive à une lésion de la
peau, d'une membrane muqueuse ou du tissu osseux,
elle présente un aspect particulier : sa surface est pâle,
blafarde; ses bords sont amincis, décollés et ce dernier
signe est important, car il manque ordinairement dans
les ulcérations de nature syphilitique : ces plaies existent
sans douleur, sans prurit, sans signe d'inflammation locale; enfin la sécrétion elle-même a des caractères spéciaux : le pus, au lieu d'être blanc, épais, crémeux comme
dans le phlegmon, est peu coloré, séreux, mal lié, et il
contient des grumeaux, des débris de tissu cellulaire ;
quelquefois même on trouve au milieu quelques esquilles
osseuses.

Les *cicatrices* elles-mêmes peuvent servir au diagnostic; celles qui succèdent aux maladies scrofuleuses, sont
ou déprimées, irrégulières, réticulées, comme celles des
brûlures ; ou bien enfoncées, en *cul-de-poule*, lorsqu'elles
sont consécutives à des abcès ou à des fistules dépendant
de lésions osseuses ; ou bien elles sont saillantes, tantôt
pédiculées, tantôt volumineuses, blanches ou rougeâtres
et constituant une des variétés de la kéloïde.

La *marche* des affections scrofuleuses est essentiellement chronique; elles ont une tendance à se perpétuer
à la région où elles se développent, et à rester sous la
même forme pendant très-longtemps. Ce caractère peut
servir à distinguer ces affections de celles qui ont la sy-

philis pour origine, lesquelles ont, au contraire, pour caractère de changer souvent de forme et de siége.

Les phénomènes *antécédents* et les accidents *concomitants* sont encore très-utiles pour établir le diagnostic; souvent les différents caractères de la maladie ne sont pas assez nets pour faire reconnaître sa nature, et, alors, une manifestation antérieure, comme une ophthalmie scrofuleuse ayant laissé une taie sur la cornée, ou une lésion concomitante, telle qu'une tumeur blanche, viendra éclairer le diagnostic, en rapprochant l'affection douteuse de la maladie passée ou présente, dont le caractère est ou a été très-tranché.

PRONOSTIC.

Le pronostic de la scrofule est grave : c'est une maladie qui dure toute la vie, qui a des manifestions à longue durée, souvent mortelles, ou laissant le plus souvent après elles des difformités et des cicatrices indélébiles. Elle est grave encore, parce qu'elle est susceptible de se transmettre par hérédité, parce qu'elle constitue une disposition fâcheuse à une foulé d'accidents, surtout pendant l'enfance, et parce qu'elle crée, dans certaines familles, un véritable vice pathologique, qui peut se retrouver d'une manière malheureuse dans de nombreuses circonstances.

La scrofule n'a pas toujours cependant une gravité aussi grande; certains scrofuleux peuvent vivre longtemps, et ne présentent que des accidents légers. Le pronostic variera d'ailleurs, selon un grand nombre de circonstances; ainsi la scrofule acquise est moins grave que celle qui est héréditaire ; celle qui arrive tardivement est souvent plus grave que celle qui a débuté dans l'enfance, parce qu'elle commence alors par une lésion osseuse. La scrofule à marche rapide et progressive est plus grave que celle dont la marche lente permet à la thérapeutique d'enrayer la maladie. Le pronostic est très-grave, lorsque l'amaigrissement avec bouffissure, les épanchements dans les séreuses, la fièvre hectique se déclarent et annoncent une lésion viscérale, ou au moins une altération profonde dans la nutrition. Enfin il varie selon les complications : ainsi nous avons dit que l'érysipèle, les fièvres éruptives étaient souvent favorables, tandis qu'on comprend combien sont redoutables les maladies du poumon, des intestins, des ganglions mésentériques et même du tissu osseux, avec désorganisation des parties molles environnantes et suppuration abondante.

ÉTIOLOGIE.

L'étiologie de la scrofule est très-intéressante à étudier, car à ce sujet se rattachent de grandes questions sociales, relativement au mariage, aux enfants, à l'hygiène publique, et aussi à la thérapeutique et à la prophylaxie.

Nous diviserons les causes en deux parties, les causes de la scrofule, et les causes des manifestations scrofuleuses.

A la tête des causes de la scrofule, nous devons placer l'*hérédité*, car c'est la cause la plus commune, celle que l'on rencontre presque toujours. L'hérédité peut venir des deux parents qui sont scrofuleux, ou d'un seul ; dans ce dernier cas, le père a beaucoup plus d'influence, et si c'est lui qui est scrofuleux, il y aura plus de chance pour que les enfants soient atteints de la maladie. Cette influence plus grande, exercée par le père sur le produit de la conception, ne doit pas étonner : c'est la même influence que l'on remarque dans le croisement des races des animaux, où les mâles jouent un rôle bien plus important que les femelles.

Tout en signalant cette influence de l'hérédité, nous ajouterons cependant que tous les enfants nés de parents strumeux ne sont pas nécessairement scrofuleux, même lorsque les deux parents le sont ; quelques-uns peuvent échapper à cette influence, qui s'affaiblit encore lorsqu'un seul est affecté de la scrofule.

Pour donner naissance à des enfants scrofuleux, il n'est pas nécessaire que les parents soient eux-mêmes affectés de cette même diathèse ; il suffit qu'ils soient affaiblis par une cause quelconque. Ainsi des parents de constitution délicate, ceux qui ont un tempérament lymphatique trop prononcé, ceux qui sont affaiblis par une maladie chronique, comme par le cancer ou les tubercules, enfin tous ceux qui ont une altération profonde de la nutrition, peuvent donner naissance à des enfants scrofuleux.

Pour la même raison, des parents trop âgés, tous les deux ou un seul, peuvent produire des enfants scrofuleux, et cela, lorsque les premiers-nés engendrés plus tôt sont exempts de cette maladie. Il en est de même pour les parents trop jeunes, dont les premiers enfants sont atteints de la scrofule, tandis que les autres sont d'une bonne santé. C'est surtout aux deux degrés extrêmes de l'échelle sociale que l'on rencontre l'influence de cette cause : dans les familles princières, où les mariages se font souvent entre des personnes trop jeunes, et dans les classes inférieures, où les unions sont souvent trop précoces, et produisent ces enfants scrofuleux, qui vont encombrer plus tard les établissements charitables.

Dans certains cas, on rencontre des enfants scrofuleux, et les parents semblent jouir d'une très-bonne santé; mais souvent alors, les parents sont atteints plus tard; on voit là ce qui arrive quelquefois pour la phthisie pulmonaire : des enfants sont frappés de cette dernière maladie, et quelques années plus tard le père ou la mère, jouissant jusque-là d'une bonne santé ; succombe aux suites d'une tuberculisation. Dans ces différents cas, les enfants avaient reçu de leurs parents une prédisposition, qui s'est développée plus tôt chez eux que chez leurs auteurs, souvent par l'influence de causes accidentelles.

Les mariages consanguins, entre oncle et nièce, entre tante et neveu, entre cousins germains, sont encore une cause de la scrofule qu'on peut invoquer. On a cru remarquer que les enfants issus de ces unions étaient assez fréquemment idiots, épileptiques, sourds-muets ou scrofuleux.

Quelques auteurs ont encore admis que des parents idiots, épileptiques ou syphilitiques pouvaient produire des enfants scrofuleux. Cela n'est peut-être pas vrai d'une manière absolue ; ainsi la syphilis ne produit pas directement la scrofule; mais ces différentes maladies peuvent amener une détérioration telle de la constitution, que les parents se trouvent alors dans les conditions d'affaiblissement signalées plus haut.

Les nourrices scrofuleuses peuvent encore être une

cause du développement de la scrofule chez les enfants ; nous trouvons là un exemple de l'influence qui se fait sentir sur le tempérament, sur la santé, et même sur le caractère des enfants, par le fait de la première alimentation.

Nous regardons donc l'hérédité comme la cause la plus fréquente de la scrofule. Mais nous croyons que cette maladie n'est pas toujours héréditaire ; nous ne partageons pas l'opinion exclusive de Lugol qui admettait cette cause dans tous les cas, et qui, pour faire plier les faits à ses idées théoriques, expliquait par l'adultère les cas exceptionnels en apparence, dans lesquels les parents légaux étaient complétement exempts de la maladie qui affectait les enfants. L'hérédité est donc la cause la plus fréquente de la scrofule, mais elle n'est pas la seule.

La scrofule peut être *acquise*, et parmi les causes qui peuvent la développer, nous trouvons celles qui agissent sur toute l'économie : ainsi la misère, qui force à habiter un logement insalubre, à vivre avec une nourriture insuffisante, peut rendre scrofuleux des enfants nés bien portants et sans prédisposition morbide spéciale. L'humidité joue aussi un grand rôle : dans certains pays froids et humides, la scrofule est endémique, et l'observation fait voir qu'on la rencontre plus souvent dans les vallées que sur les montagnes. La privation d'air libre, la réclusion ont une influence fâcheuse sur les enfants et sur les jeunes gens dont le développement n'est pas terminé ; et l'on voit souvent la scrofule se développer dans les prisons, surtout dans celles qui renferment des enfants ou des adolescents.

La *contagion* de la scrofule avait été admise par

quelques auteurs anciens, mais cette opinion, qui est encore reçue dans le monde, est complétement abandonnée par les médecins; nous n'avons pas besoin de nous y arrêter.

Après avoir indiqué les causes principales de la scrofule, nous avons maintenant à parler des circonstances qui peuvent influer sur le développement de la maladie, qui peuvent faire naître ses diverses manifestations. En première ligne, nous trouvons l'*âge*. Les affections scrofuleuses se rencontrent souvent pour la première fois de deux à cinq ans; elles sont fréquentes de cinq à quinze ans, et vont en diminuant dans les années qui suivent. Cependant on peut en voir survenir chez des individus âgés de quarante et même de soixante ans, qui n'ont jamais eu d'antécédents scrofuleux. M. Dumoulin a fait un bon mémoire sur les manifestations tardives de la scrofule. Le plus souvent cependant, ces accidents surviennent chez des sujets déjà atteints antérieurement d'un ou de plusieurs symptômes de la même maladie. L'âge peut avoir encore de l'influence sur le siége des manifestations scrofuleuses : dans l'enfance, ce sont surtout les yeux et les membranes muqueuses qui sont attaqués; plus tard, les ganglions lymphatiques sont affectés; et, dans l'âge adulte, on rencontre plus souvent des lésions osseuses. Toutefois, il n'y a rien d'absolu dans cette proposition, et l'on voit fréquemment cet ordre interverti, souvent aussi la maladie sévit simultanément sur différents systèmes.

On rencontre la scrofule avec tous les *tempéraments ;* cependant nous devons signaler l'influence fâcheuse du tempérament lymphatique que l'on rencontre fréquemment chez les scrofuleux.

La scrofule attaque les deux *sexes*, mais elle semble être un peu plus fréquente chez les femmes, peut-être parce que leur constitution est habituellement plus faible. Les femmes présentent plus souvent des ophthalmies et des scrofulides, tandis que les hommes paraissent plutôt atteints de tumeurs blanches, d'abcès froids, d'ulcères et de caries osseuses.

Nous devons encore signaler certaines époques de la vie comme ayant de l'influence sur l'apparition des manifestations scrofuleuses ; ainsi dans l'enfance, nous les voyons souvent apparaître pendant le travail de la dentition. Beaucoup d'auteurs ont signalé la guérison des accidents scrofuleux au moment de la puberté ; c'est un fait qui a été, en effet, constaté quelquefois, mais, souvent aussi, c'est l'inverse que l'on observe : principalement chez les enfants dont le développement est tardif, la puberté produit un accroissement rapide, qui les affaiblit, et les fait tomber dans un état de langueur favorable à l'apparition des manifestations scrofuleuses.

Certaines *maladies* jouent encore un certain rôle dans l'apparition des accidents de la scrofule ; on les voit souvent se développer avec la rougeole ou après la coqueluche. D'autres maladies ont un autre mode d'action : ainsi, consécutivement à l'eczéma et à l'impétigo de la tête, il existe un engorgement inflammatoire des ganglions cervicaux. Chez les sujets scrofuleux, cet état peut persister après la guérison de la maladie cutanée et devenir alors une manifestation de la scrofule. Il en est de même d'une plaie, et de toute cause d'inflammation des ganglions lymphatiques ; une fois engorgés, ils peuvent persister dans leur tuméfaction, et la scrofule devient apparente.

Enfin, on a vu les manifestations scrofuleuses apparaître après une vive émotion, après une fatigue, un refroidissement ou la suppression des règles, et même après un coup ou toute autre cause traumatique. Toutes ces causes occasionnelles n'ont aucune influence sur la scrofule elle-même, mais attaquant des individus soumis à la diathèse scrofuleuse, elles provoquent chez eux l'apparition de maladies dérivant de cette cause spéciale.

TRAITEMENT.

Dans le traitement, nous avons deux parties à étudier, le traitement général qui s'adresse à la diathèse, et le traitement local qui présente des indications spéciales, selon le siége, l'espèce et la forme des manifestations. Nous nous occuperons d'abord du traitement général, qui est de beaucoup le plus important, et qui souvent suffit pour amener la guérison. Il comprend deux indications distinctes : les moyens prophylactiques qui s'adressent à la prédisposition scrofuleuse, la combattent et ont pour but de prévenir, autant que possible, les manifestations ; et les moyens curatifs que l'on emploie contre la scrofule confirmée, après l'apparition des affections de nature strumeuse.

Les moyens *prophylactiques* proposés contre la scrofule, consistent surtout dans une bonne hygiène ; les enfants scrofuleux habiteront la campagne, dans un lieu bien aéré et exempt d'humidité ; ils prendront un exercice modéré, souvent répété, et n'allant jamais jusqu'à la fatigue ; le régime alimentaire sera très-fortifiant, il consistera en viande, œufs et en bon vin. On.ordonnera de plus, au besoin, quelques médicaments reconstituants, comme le fer, le quinquina, les huiles de poisson ; enfin, on y ajoutera des bains excitants, tels que des bains salés, des bains aromatiques, des bains sulfureux. Souvent à l'aide de ce traitement prophylactique, on pourra éviter l'apparition des manifestations scrofuleuses, par les heureuses modifications que l'on amènera dans la constitution.

Lorsque la scrofule est déclarée, lorsque des manifestations existent, on doit tout d'abord prescrire un *traitement général*, indépendamment des indications spéciales que réclame l'affection locale. Le traitement général est très-important : en effet, souvent les moyens locaux, employés seuls pendant longtemps, ont peu d'action sur la maladie, tandis que les moyens généraux peuvent à eux seuls amener la guérison, et en tous cas préparent l'effet des moyens topiques. Aussi doit-on ne jamais négliger le traitement général, et lui donner plus d'importance qu'aux moyens locaux, qui n'ont souvent d'action heureuse qu'à la fin des affections, lorsque déjà la constitution est modifiée par les moyens qui agissent sur l'ensemble de l'économie.

Le traitement général doit être avant tout hygiénique, et il comprend, comme nous l'avons dit plus haut, une bonne nourriture, un bon air pur et vif, de la lumière, des distractions et surtout les exercices du corps. Lugol, le premier, a beaucoup insisté sur les heureux résultats de l'exercice chez les scrofuleux, et il a obtenu de beaux succès en faisant marcher les malades, même ceux qui étaient atteints de tumeurs blanches des membres inférieurs.

Outre les moyens hygiéniques, on a vanté un grand nombre de médicaments pour la guérison des affections scrofuleuses, mais ils n'ont pas tous la même valeur au point de vue thérapeutique ; aussi, dans cette esquisse rapide, nous n'allons parler que de ceux sur lesquels on peut surtout compter.

On a l'habitude de donner aux scrofuleux des *amers*, tels que le houblon, la gentiane, et des *antiscorbutiques*, en particulier le cresson et les préparations de raifort ; ces médicaments que l'on ordonne ordinairement en tisane, en vin ou en sirop, n'ont qu'une action tout à fait secondaire, et l'on ne doit compter sur eux qu'en qualité d'adjuvants d'un traitement plus actif.

Le *soufre* a une action un peu plus énergique, mais il n'est pas toujours suffisant contre la scrofule ; aussi on le donne rarement à l'intérieur ; il est administré plus utilement sous la forme de bains sulfureux, qu'on emploie fréquemment avec avantage, soit qu'il s'agisse d'eaux minérales naturelles, soit qu'il s'agisse de bains artificiels préparés avec le sulfure de potasse.

Quelques auteurs, et surtout Lugol, ont considéré l'*iode* comme un spécifique ; malheureusement ce médicament n'a pas cette propriété absolue. Il est surtout utile contre les affections des os de nature scrofuleuse ; on l'emploie alors sous la forme d'iodures de potassium ou de fer. La teinture d'iode, l'iode métallique uni à l'iodure de potassium dans une solution aqueuse, sont encore employés souvent dans les engorgements ganglionnaires, et dans quelques autres formes de la scrofule ; on les a vus quelquefois réussir, mais il ne faudrait pas trop compter sur leur efficacité constante.

On a vanté aussi le *fer* et ses diverses préparations : ce médicament ne paraît pas agir directement contre la scrofule, mais il peut être utile accessoirement chez les individus pâles, débilités, et surtout chez les jeunes filles scrofuleuses présentant les symptômes de la chlorose.

Le *mercure* a été conseillé par quelques auteurs : il faut savoir que son action est plus nuisible qu'utile ; en effet, par ses propriétés altérantes, il agit sur la crase du sang et peut affaiblir encore l'économie. Nous n'appliquons pas cette réprobation aux topiques mercuriels dont l'action est seulement locale ; les pommades mercurielles, l'emplâtre de Vigo, peuvent être utiles contre les engorgements scrofuleux.

A côté du mercure, parmi les altérants, on a encore conseillé les préparations d'*or*, qui ont été vantées par Lalouette et par Chrétien (de Montpellier), et plus récemment par MM. Legrand et Duhamel (de Paris). Ces auteurs ont employé le chlorure d'or à l'intérieur et à l'extérieur sous forme de pommade ; nous croyons peu à son efficacité.

Les *préparations alcalines,* comme le chlorure de baryum auquel Lisfranc attribuait une valeur particulière dans les affections osseuses, comme l'hydrochlorate de soude souvent employé par M. Cazenave, sont souvent utiles, employées à l'extérieur sous forme de bains ;

mais, à l'intérieur, leur action nous a paru bien insuffi-sante.

La *ciguë*, employée à l'intérieur sous forme de teinture ou d'extrait, et à l'extérieur sous forme de pommade ou d'emplâtre, constitue un bon moyen contre les engorge-ments ganglionnaires, mais elle ne paraît pas avoir une action bien évidente contre la scrofule.

Le meilleur traitement général, sans être cependant un véritable spécifique, consiste dans l'emploi des *huiles de poissons*, telles surtout que celles que l'on extrait des foies de morues, de raies, de squales ; l'usage de ces huiles donne certainement les plus beaux résultats, soit qu'on les emploie seules, soit qu'on y associe d'autres médicaments, tels que les amers, le fer ou le quinquina. Tout en prescrivant ces huiles, il ne faut pas d'ailleurs oublier les soins hygiéniques, qui jouent un si grand rôle dans le traitement de la scrofule.

Enfin, nous devons encore signaler l'usage des eaux minérales, qui sont souvent conseillées avec avantage, surtout pour achever et consolider la guérison des acci-dents scrofuleux. Les eaux chloro-sodiques, telles que celles de Salins, de Nauheim, de Kreutznach, de Hom-bourg, etc., sont employées avec succès à l'intérieur et surtout à l'extérieur sous forme de bains et de douches. Les eaux sulfatées calcaires, comme celles de Louèche, ont une grande action sur les affections cutanées de na-ture scrofuleuse. Les eaux sulfureuses exercent aussi une heureuse influence sur la scrofule : elles sont indiquées contre les scrofulides, et principalement contre les lésions des os ; on emploie surtout les eaux de Baréges, de

Luchon, d'Ax, d'Aix, de Schinznach et d'Enghein.

Le séjour au bord de la mer exerce une double action sur les scrofuleux, d'abord par l'air chargé de principes salins introduits dans l'économie par la respiration, et ensuite par l'action des bains. Lorsque l'enfant est trop faible pour supporter les bains à la lame, on donne des bains de mer chauds qui ont aussi un très-bon résultat. A Paris où l'on ne peut avoir une grande quantité d'eau de mer, on peut donner des bains d'eau de mer à l'hydro-fère. Nous avons plusieurs fois obtenu de beaux succès par l'emploi de ce moyen, dans des cas graves et qui avaient résisté à d'autres médications employées antérieurement.

CHAPITRE III

DES SCROFULIDES.

M. Bazin et moi, tous deux à peu près en même temps, nous avons donné le nom de *scrofulides* aux manifestations de la scrofule vers la peau; nous les avons ainsi dénommées, à l'imitation du mot de *syphilides*, donné par Alibert aux manifestations cutanées de la syphilis.

Ce mot est nouveau, et il restera dans la science, car il exprime un fait vrai; mais il ne restera qu'à la condition qu'on lui gardera son exacte signification, c'est-à-dire qu'on ne l'appliquera qu'aux seules affections cutanées qui dépendent de la scrofule. M. Bazin est allé plus loin; il l'a appliqué non-seulement aux maladies cutanées toujours consécutives à la scrofule, mais encore à des affections qui se manifestent chez les scrofuleux, et qui ne sont pas sous la dépendance exclusive de la scrofule. En effet, cet auteur admet deux espèces de scrofulides, des scrofulides bénignes et des scrofulides malignes. Dans les scrofulides bénignes, il range l'engelure, l'érythème papuleux, l'érythème induré, le strophulus, le prurigo, le lichen, l'eczéma, l'impétigo, diverses formes d'acné; il suffit d'énumérer ces maladies, pour montrer qu'on les rencontre dans des circonstances morbides diverses, et qu'elles ne dépendent pas toujours de la scrofule.

Pour admettre les scrofulides bénignes, M. Bazin se

fonde sur quatre raisons principales : la fréquence de ces affections chez les scrofuleux, leurs caractères particuliers, leur transformation graduelle en scrofulides malignes, et le résultat du traitement antiscrofuleux. Voyons quelle est la valeur de ces raisons, et si elles ont l'importance que leur attribue notre collègue.

Ces affections se rencontrent souvent chez les scrofuleux, cela est incontestable, mais on les voit aussi chez des individus indemnes de scrofule; elles ne sont donc pas toujours sous la dépendance de cette diathèse, et elles ne méritent pas le nom de scrofulides. D'autres maladies, comme les verrues, le favus, sont très-fréquentes chez les scrofuleux, et cependant M. Bazin ne les regarde pas pour cela comme étant de nature scrofuleuse. Si toutes ces maladies se rencontrent fréquemment chez les individus scrofuleux, c'est parce qu'elles y trouvent un terrain favorable à leur développement, et non parce qu'elles sont d'origine scrofuleuse.

M. Bazin donne comme caractères spéciaux de ses scrofulides bénignes : l'absence de démangeaison, de cuisson, de douleur, de réaction locale, la lenteur de la marche, l'abondance des excrétions, l'épaisseur des croûtes, etc. Nous n'admettons pas ces caractères comme dépendant de la nature de l'affection ; ils sont dus au malade, au terrain sur lequel se développe l'éruption. En effet, une pneumonie chez un scrofuleux aura pour caractères particuliers : le peu d'intensité des phénomènes locaux, l'absence de réaction générale, une fièvre légère, une toux fréquente avec une expectoration abondante, une marche lente, une résolution difficile, etc. Admettra-t-on que c'est une pneumonie de nature scrofuleuse? non évidemment ; on dira que ces caractères particuliers sont dus au sujet sur lequel se développe la maladie, et non à la maladie elle-même. Il en est de même pour l'eczéma, le strophulus, qui se développent chez un scrofuleux ; les caractères particuliers qu'ils présentent alors, nous semblent devoir être rapportés bien plutôt au malade qu'à la nature de l'affection.

Quant à la transformation graduelle des scrofulides bénignes en scrofulides malignes, d'un impétigo, par exemple, en scrofulide profonde, nous affirmons que si cela arrive, c'est un fait bien rare. Nous n'avons jamais vu s'opérer cette transformation, et toutes les fois qu'on a cru l'observer, cela ne doit-il pas être attribué à une erreur de diagnostic ? Dans ces cas, on a désigné une scrofulide pustuleuse à son début sous le nom d'*impétigo*, et quand plus tard elle s'est étendue en profondeur, on lui a restitué le nom de *scrofulide maligne*, qu'elle aurait dû toujours porter.

Enfin, M. Bazin donne pour dernière raison les bons résultats que l'on obtient dans ces affections, par l'emploi du traitement antiscrofuleux. Cette action des antiscrofuleux est vraie, et nous les donnons nous-même dans les cas d'eczéma, d'impétigo, développés chez les scrofuleux, et comme notre collègue, nous avons de promptes guérisons. Mais nous n'en tirons pas comme lui la conclusion rigoureuse, que le résultat du traitement indique la nature de l'affection. Dans ces cas, nous modifions le terrain sur lequel la maladie se développe, et nous attaquons ainsi indirectement cette maladie. Nous obtenons le même résultat dans les affections syphilitiques : bien souvent, chez des malades scrofuleux, faibles, débilités, atteints de

syphylides et d'accidents concomitants, nous avons vu le
mercure ne produire aucun effet salutaire ; dans ces cas,
nous suspendions l'usage des mercuriaux, nous faisions
prendre du fer, du quinquina, de l'huile de foie de morue, en un mot, nous instituions un traitement reconstituant, et nous voyions peu à peu tous les accidents
disparaître. Devrait-on en conclure que ces affections, ces
plaques muqueuses, ces syphilides n'étaient pas sous la
dépendance de la syphilis, mais sous celle de la scrofule?
non certainement. En agissant ainsi que nous l'avons
fait, nous avons modifié le terrain, nous avons changé les
conditions qui arrêtaient l'évolution naturelle de la maladie, et nous avons pu obtenir indirectement la guérison.
Il en est de même des éruptions développées chez les
scrofuleux; en nosologie et même en clinique, il faut les
laisser dans les classes auxquelles elles appartiennent réellement, et ne pas les ranger sous la dépendance de la
scrofule; ce qui revient à dire que, dans la médecine
pratique, il y a deux choses importantes à considérer,
savoir, la maladie et le malade.

Malgré les raisons alléguées par M. Bazin pour l'existence des scrofulides bénignes, nous ne croyons donc pas
devoir les admettre, parce que les affections qu'il désigne
ainsi se rencontrent le plus souvent en dehors de la scrofule, et parce que les caractères particuliers qu'il leur
attribue, ainsi que les résultats heureux du traitement
antiscrofuleux, nous paraissent s'expliquer, plutôt par la
disposition générale du malade que par la nature spéciale
de la maladie.

Nous réservons donc le nom de *scrofulides* aux affec-

tions cutanées qui sont sous la dépendance exclusive de
la scrofule, comme les syphilides sont sous la dépendance
de la syphilis, qui ne se développent jamais en dehors de
cette diathèse, et qui doivent en faire reconnaître l'existence par le seul fait de leur développement.

Avant d'entrer dans la description de ces affections
scrofuleuses de la peau, si nous examinons un instant la
question du côté historique, nous devrons dire que dans
les auteurs du temps de la renaissance, nous retrouvons
les caractères des scrofulides dans plusieurs des maladies
rattachées alors à la lèpre, et nous sommes persuadé qu'il
existait dans les léproseries un certain nombre de scrofuleux mêlés aux véritables lépreux. Mais tout était confondu,
et il est impossible de trouver, avant notre siècle, une description un peu claire de ces maladies. Willan et Bateman
apportèrent un peu de lumière dans cette confusion, mais
ils réunirent toutes les formes des maladies scrofuleuses
cutanées en un seul genre, qu'ils désignèrent sous le nom
de *lupus*, dont ils ne cherchèrent pas à apprécier la nature, et qu'ils rangèrent dans la classe des tubercules.
Biett cependant, dirigé par son esprit éminemment pratique, reconnut que le lupus ne rentrait pas dans le cadre
de la classification de Willan basée d'après les lésions élémentaires, et il en fit un ordre à part, reconnaissant ainsi
une maladie d'une nature particulière, sur laquelle il n'osa
pas se prononcer. Alibert ne sut pas non plus reconnaître
la nature spéciale du lupus : il a placé l'esthiomène dans
le groupe des dermatoses dartreuses, à côté de l'eczéma,
du psoriasis, n'ayant pas aperçu la différence radicale qui
existe entre les dartres et les maladies scrofuleuses.

Ce n'est vraiment que dans ces derniers temps que la nature scrofuleuse du lupus fut à peu près généralement admise. Nous ajouterons que ce mot de lupus nous paraît peu convenable : d'abord, parce que certains auteurs ont décrit sous ce nom des affections cutanées qui ne sont pas de nature scrofuleuse, et qui se rapportent à la syphilis, et surtout parce que, dans l'école de Willan, le mot de lupus, désignant une lésion tuberculeuse de la peau, ne comprend pas des maladies se rapprochant évidemment du lupus tuberculeux, mais dans lesquelles la lésion initiale est caractérisée par des pustules, des squames, et même par des taches érythémateuses. Aussi nous croyons utile de laisser de côté le mot lupus, et de donner le nom général de *scrofulides* à toutes les maladies cutanées développées sous l'influence de la scrofule, quelle que soit d'ailleurs leur lésion élémentaire.

CARACTÈRES GÉNÉRAUX DES SCROFULIDES.

Les scrofulides présentent un certain nombre de caractères, que l'on peut retrouver dans toutes les variétés, et qui sont indispensables à connaître pour le diagnostic de ces affections. Une des premières choses à noter, c'est qu'elles sont situées assez profondément dans l'épaisseur de la peau; jamais elles ne sont superficielles, elles attaquent les couches profondes du derme, aussi les ulcérations qui résultent des progrès de l'éruption s'étendent assez loin, et les cicatrices qui leur succèdent attestent une altération grave de la peau. Souvent elles ne se bornent pas au tégument externe, et elles peuvent même envahir les tissus sous-jacents.

Les scrofulides sont généralement *circonscrites* à une région ou même à une partie plus limitée, et elles ont peu de tendance à se généraliser, à l'exception cependant de la variété désignée sous le nom de *scrofulide tuberculeuse disséminée*. Elles s'étendent en largeur et en profondeur, mais persistent dans le même endroit, pendant plusieurs mois ou même pendant plusieurs années.

Les manifestations cutanées de la scrofule présentent une *coloration* spéciale : c'est une couleur rouge foncée, violacée, lie de vin, moins brune que celle des syphilides et moins rouge que celle des exanthèmes ordinaires. Cette coloration est surtout bien caractérisée autour des ulcérations.

Ces *ulcérations* présentent elles-mêmes plusieurs caractères importants : leurs bords sont déchiquetés, irréguliers; ils ne sont pas taillés à pic, mais ils sont minces et décollés. Ce décollement des bords a une grande importance diagnostique. Le fond de l'ulcération est fongueux, saignant, ou présente des bourgeons charnus, pâles, mollasses, de mauvaise nature, quelquefois exubérants. On ne voit que rarement cette pellicule grisâtre, pseudo-membraneuse, qui est au fond des ulcères syphilitiques.

Les *croûtes* qui recouvrent ces ulcérations sont quelquefois épaisses; elles ne sont pas très-dures, et elles ne présentent pas des saillies aussi défachées et aussi prononcées que celles qu'on trouve dans la syphilis; leur coloration est variable : elles sont noirâtres, lorsqu'elles contiennent une certaine quantité de sang mélangé au pus desséché, ou bien elles sont d'un blanc remarquable, lorsqu'elles sont pures, et cette coloration blanche est d'un grand intérêt pour le diagnostic.

Nous devons signaler encore comme un caractère très-important le *gonflement du tissu cellulaire* sous-cutané : quand la maladie siége dans un endroit abondant en tissu cellulaire, comme à la face, il se fait un soulèvement de la peau, qui fait prendre cette maladie pour un érysipèle, et qui lui a fait donner, dans ce cas, le nom d'*érysipèle chronique* ou de *lupus hypertrophique*, par M. Cazenave et d'autres auteurs. Après cette tendance hypertrophique, lorsque la maladie marche vers la guérison, il y a, au contraire, une tendance atrophique, un amincissement considérable de la peau et du tissu cellulaire sous-jacent, ce qui augmente encore la profondeur des cicatrices. On observe très-facilement ce phénomène, lorsque la maladie a occupé le nez : après la guérison, les ailes du nez sont très-fines, et le nez lui-même devient très-mince à son extrémité.

Même après la guérison des scrofulides, la maladie peut encore se reconnaître par les *cicatrices*, lesquelles existent toujours, même après la scrofulide érythémateuse, qui disparaît sans avoir présenté d'ulcération. Ces cicatrices sont ordinairement déprimées par la résorption du tissu cellulaire sous-jacent : elles présentent un aspect réticulé, qui les fait ressembler aux cicatrices de la brûlure au troisième degré ; quelquefois elles sont saillantes, inégales et granulées comme des verrues, ou bien exubérantes ; elles forment une variété de la kéloïde. Leur coloration, d'abord violacée, s'efface peu à peu et devient blanche, mais les traces en sont indélébiles.

L'absence de toute réaction locale et générale est encore

un caractère particulier aux scrofulides ; il n'y a ni fièvre, ni démangeaison, ni cuisson, ni douleur ; la sensibilité semble être émoussée chez les scrofuleux. On voit des scrofulides ulcérées, profondes, attaquer et détruire tous les tissus et même les os, sans être accompagnées d'aucune douleur vive, ni d'aucun signe de réaction.

Eufin il ne faut pas oublier, parmi les signes qui peuvent servir à poser le diagnostic, ceux tirés des *antécédents* ou des *phénomènes concomitants*. Les antécédents, tels qu'une cicatrice de nature scrofuleuse, une taie sur la cornée, montrent que le sujet a déjà présenté des manifestations scrofuleuses, et que, par conséquent, il est scrofuleux ; cela n'indique pas forcément que l'affection actuelle soit de nature scrofuleuse, car cette diathèse n'exclut pas les autres maladies, mais ce caractère donne des probabilités. De même, les phénomènes concomitants, tels qu'une ophthalmie, une tumeur blanche, peuvent servir encore à faire reconnaître la nature d'une affection cutanée, dont les caractères objectifs ne seraient pas très-tranchés.

Marche, durée. — La marche des scrofulides est très-lente ; il est rare qu'elles durent moins de six mois, et souvent elles persistent deux, cinq, dix et même vingt ans ; il en est même qui ne cessent qu'avec la vie. Pendant cette longue période, elles conservent presque toujours la même forme, et occupent habituellement le même siége. Dans quelques cas rares, elles revêtent la forme phagédénique ; elles ont alors une marche très-rapide, et la mort peut arriver promptement.

Les scrofulides se terminent souvent par la guérison, même dans les cas en apparence les plus graves. La guérison peut arriver par l'évolution naturelle de la maladie, mais, le plus ordinairement, c'est sous l'influence d'un traitement convenable. Dans quelques cas, la terminaison favorable est hâtée par une maladie accidentelle, telle qu'un érysipèle, une fièvre éruptive, etc., qui détermine une modification heureuse et amène la cicatrisation.

Dans d'autres circonstances, il n'y a pas de guérison, et la maladie se prolonge toute la vie. Le malade peut alors succomber sous l'influence d'une maladie intercurrente, ou la mort peut être due à d'autres manifestations scrofuleuses, telles que des abcès froids, qui épuisent le malade par l'abondance de la suppuration et déterminent un état cachectique. Enfin, le plus souvent, le malade meurt par le fait d'une complication viscérale, laquelle est fréquemment la phthisie tuberculeuse, l'entérite tuberculeuse ou la maladie de Bright.

DIAGNOSTIC DES SCROFULIDES.

Les principaux caractères généraux des scrofulides sont donc : la profondeur de la lésion, sa fixité, la coloration des croûtes, l'aspect des ulcérations et des cicatrices, le gonflement du tissu cellulaire ambiant, l'absence de réaction locale et générale, et la lenteur de la marche. Avec ces caractères, on peut distinguer les scrofulides des affections dartreuses et des affections syphilitiques, lesquelles offrent avec les manifestations de la scrofule assez de ressemblance, pour que nous croyions utile d'insister sur leur diagnostic différentiel.

Les *affections dartreuses* peuvent se rencontrer chez des scrofuleux, mais elles se distinguent des scrofulides par les caractères suivants : elles ont de la tendance à s'étendre, à se généraliser en d'autres endroits ; elles sont accompagnées de cuissons, de chaleur, de démangeaisons, qui manquent dans les scrofulides ; on doit savoir cependant que ces symptômes sont moins prononcés chez les scrofuleux atteints de dartres. Les dartres ne laissent jamais de cicatrices, même après les ulcérations superficielles de l'impétigo, tandis que les scrofulides en laissent toujours, même lorsqu'elles ne donnent pas lieu à des ulcérations.

Ce sont surtout les *syphilides* anciennes, tertiaires, ulcéreuses et profondes, qui ont beaucoup de ressemblance avec les scrofulides, et dans certains cas, le diagnostic est très-difficile. On pourra y arriver cependant en s'appuyant sur les caractères suivants : les ulcérations syphilitiques ont une forme plus arrondie, plus régulière ; les bords sont taillés à pic et non décollés ; le fond présente une pseudo-membrane épaisse, grisâtre ; les croûtes sont plus plastiques ; elles s'accumulent, et présentent l'aspect de certains coquillages ; enfin leur coloration est d'un vert foncé, d'un vert noir, et jamais elles ne sont blanches ou noires. Les cicatrices elles-mêmes peuvent aider au diagnostic : elles sont brunes, puis blanches, peu profondes ; elles ne sont ni déprimées, ni réticulées, ni saillantes, ni kéloïdiennes. En opposition à ces caractères des éruptions syphilitiques, nous rappellerons que les scrofulides ont des bords décollés, irréguliers, que les chairs sont fongueuses, blafardes, que les croûtes noires ou blanches sont moins dures, et que les cicatrices sont beaucoup plus fréquentes, plus apparentes et souvent plus saillantes. La marche de ces deux classes de maladies cutanées présente aussi des différences : ainsi les syphilides ont une marche moins lente ; il est très-rare de voir une syphilide durer plusieurs années, en occupant le même siége et en conservant la même forme ; ordinairement elle se modifie, et apparaît dans une autre région et sous une nouvelle forme habituellement plus grave. Enfin dans ce diagnostic, il faut tenir compte des antécédents et des phénomènes concomitants. Il ne faut cependant pas attribuer une valeur absolue aux antécédents, car les deux diathèses ne s'excluent pas, et un individu, ayant eu antérieurement une ophthalmie ou toute autre affection scrofuleuse, peut avoir une syphilide. Les phénomènes concomitants ont une plus grande importance, sans avoir encore une valeur absolue. A l'aide de tous ces signes, on pourra le plus souvent arriver au diagnostic. Dans quelques cas cependant, il existe un tel mélange de caractères, qu'il est difficile, peut-être même impossible, de se prononcer ; il faut alors attendre, et le résultat du traitement viendra souvent faire reconnaître la nature de la maladie. Mais ici encore, il faut faire bien attention : en effet, si l'on avait affaire à une syphilide chez un scrofuleux, le traitement antiscrofuleux modifiant le terrain et amenant la guérison, on pourrait croire que l'on a eu à traiter une scrofulide. Aussi le meilleur traitement explorateur, dans ces cas, consiste dans l'administration du mercure, qui produira la guérison si l'affection est de nature syphilitique, et qui, dans la grande majorité des cas, aggravera au contraire la maladie cutanée si elle appartient à la scrofule.

DIVISION DES SCROFULIDES.

Les différentes variétés de la scrofule cutanée coexistent souvent ensemble chez le même malade, de là la difficulté de les reconnaître et de les classer d'une manière bien nette. Aussi chaque auteur a adopté une classification particulière. Récemment on avait donné le nom générique de *lupus* à toutes les variétés de scrofulides graves. M. Cazenave, qui a adopté cette dénomination, a établi quatre espèces de lupus : 1° le lupus érythémateux ; 2° le lupus tuberculeux ; 3° le lupus ulcéreux ; 4° le lupus hypertrophique. Mais deux de ces espèces ne sont jamais primitives, la troisième et la quatrième ; elles succèdent toujours à l'une des deux premières ; aussi ne peut-on pas accepter cette division.

M. Bazin, qui admet l'existence des scrofulides bénignes, appelle scrofulides malignes les seules affections que nous regardons comme dépendant toujours de la scrofule. Il les divise en trois groupes : 1° la scrofulide érythémateuse ; 2° la scrofulide tuberculeuse ; 3° la scrofulide crustacée-ulcéreuse. Nous pouvons adresser au troisième groupe le même reproche qu'à deux des variétés de M. Cazenave ; en effet, la scrofulide crustacée-ulcéreuse de M. Bazin arrive ordinairement après une scrofulide pustuleuse ou tuberculeuse, et ainsi cet auteur place la même maladie dans deux groupes différents, selon la période où elle est parvenue.

C'est cette transformation de la même maladie d'un état dans un autre, et la coexistence simultanée de plusieurs formes, qui font la grande difficulté d'une bonne classification des scrofulides ; cependant, quoiqu'il soit impossible de les envisager d'une manière irréprochable, comme les divisions sont indispensables pour l'étude, nous admettons, en nous fondant sur les observations cliniques, les cinq variétés suivantes : 1° la scrofulide érythémateuse ; 2° la scrofulide cornée ou acnéique ; 3° la scrofulide pustuleuse ; 4° la scrofulide tuberculeuse ; 5° la scrofulide phlegmoneuse.

1° SCROFULIDE ÉRYTHÉMATEUSE. — On peut l'appeler aussi *érythémato-squameuse*, parce que la desquamation succède et s'unit souvent aux taches rouges. Cette forme de scrofulides est caractérisée par des taches d'un rouge foncé, un peu brun, violacé ; ce n'est pas la coloration de la syphilis, c'est quelque chose de particulier : la couleur est plutôt violacée que brune ; la surface est unie, et présente un aspect luisant spécial. La rougeur est permanente ; elle disparaît par la pression du doigt, pour reparaître dès que l'on cesse la compression ; elle est augmentée momentanément par les impressions morales, et par toutes les causes d'excitation générale. Ces taches forment un léger relief au-dessus de la peau saine et elles présentent une dépression après la guérison. Elles sont ordinairement arrondies, ovalaires, et leur étendue égale la largeur d'une pièce de 50 centimes ou d'un franc à leur début ; mais elles peuvent s'étendre, et alors elles occupent toute une région, par exemple, toute une joue et même la plus grande partie de la face.

La scrofule érythémateuse commence par cette rougeur que nous venons d'indiquer ; bientôt l'épiderme se ride, se détache, et alors il y a une légère desquamation ;

elle se fait par de petits furfures foliacés très-adhérents,
qui tombent difficilement d'eux-mêmes, et même résis-
tent quelquefois au frottement de la main ; au premier
abord, ils ressemblent aux squames du psoriasis ; un
examen plus approfondi fait reconnaître qu'ils sont plus
foliacés, imbriqués, et qu'ils ne se détachent pas si facilement.

Cette scrofulide siége presque toujours à la figure, et
plus particulièrement sur le nez ; on la rencontre cependant quelquefois sur les membres, aux pieds et aux mains.
Elle peut aussi se montrer sur le cuir chevelu, et alors le
diagnostic est difficile ; on voit des saillies d'un rouge
foncé, recouvertes de quelques squames ; les cheveux
s'étiolent et tombent, et, après la guérison, il y a des
places blanches, qui peuvent faire croire à l'existence
antérieure d'un favus ou d'une pelade.

Comme toutes les scrofulides, la forme érythémateuse
existe habituellement sans symptôme de réaction ; il n'y
a ni chaleur, ni douleur, ni cuisson ; la maladie ne manifeste sa présence que par une légère saillie, par la coloration et par l'état squameux.

La scrofulide érythémateuse présente une marche très-
lente ; elle a d'abord la tendance à l'extension, puis elle
reste stationnaire, et elle peut persister toute la vie, malgré le traitement le mieux dirigé. D'autres fois, l'amélioration se produit ; la tache s'affaisse, la coloration pâlit,
et la maladie guérit ; mais il reste une cicatrice indélébile,
quoiqu'il n'y ait pas eu d'ulcération. Cette cicatrice, qui
ressemble à une brûlure au troisième degré, se produit
par absorption interstitielle. La cicatrisation débute ordinairement par le centre de la plaque ; cette apparence

d'un cercle dont le centre est guéri, a fait donner par Biett à cette maladie le nom d'*érythème centrifuge* ; la description laissée par cet auteur distingué est exacte, mais le nom qu'il a proposé rapproche une maladie grave, profonde, tenace, d'une nature fâcheuse, des érythèmes qui sont habituellement des affections légères, d'un pronostic favorable et qui disparaissent sans laisser de trace. Cette dénomination d'érythème centrifuge ne doit donc pas être conservée.

La scrofulide érythémateuse présente la particularité remarquable de se développer de préférence chez les scrofuleux à tempérament sanguin, à face colorée, comme si la figure y était prédisposée par la congestion habituelle dont elle est le siége.

Diagnostic. — La scrofulide érythémateuse est surtout caractérisée par une tache rouge, violacée, un peu squameuse, légèrement saillante, ordinairement arrondie, plus ou moins étendue, siégeant le plus souvent à la figure, présentant une marche excessivement lente, et laissant toujours après elle une cicatrice très-apparente. Les affections qui peuvent être confondues avec elle sont : les érythèmes, le psoriasis, le *pityriasis rubra*, le lichen, et surtout la syphilide papulo-squameuse ou tuberculeuse.

Les *érythèmes papuleux et noueux* se distingueront facilement par leur marche aiguë, par leur rougeur inflammatoire, par leur dissémination aux membres, par la réaction locale et quelquefois générale qui les accompagne ; enfin par leur guérison rapide, laquelle a lieu sans laisser d'autres traces que quelques taches ecchymotiques, qui ne tardent pas à disparaître.

Le *psoriasis* offre, comme la variété de scrofulides qui nous occupe, des taches saillantes, d'un rouge foncé, recouvertes de squames et ayant souvent une apparence circinée; mais les squames psoriasiques sont d'un blanc nacré, elles sont imbriquées les unes sur les autres, elles sont moins adhérentes; l'éruption est ordinairement répandue en plusieurs endroits, et particulièrement aux genoux et aux coudes, et elle est accompagnée de démangeaisons. Enfin, quand la guérison survient, il n'existe aucune cicatrice.

Le *pityriasis rubra* présente des plaques plus larges, moins saillantes, plus rouges et plus disséminées; les squames sont plus furfuracées; il y a des démangeaisons et il n'y a jamais de cicatrice apparente.

Si quelquefois le *lichen* présente une certaine ressemblance avec la scrofulide érythémateuse, la dissémination de l'éruption, la couleur et le petit volume des papules, l'existence de vives démangeaisons et l'absence de cicatrice suffiront pour le faire reconnaître.

Le diagnostic le plus difficile sera celui qu'on devra établir entre la scrofulide érythémateuse et certaines formes de syphilides. La *syphilide papulo-squameuse* se distinguera, comme toutes les syphilides précoces, par la diffusion de l'éruption sur une grande partie du corps, par la rapidité de la marche, et par les phénomènes concomitants appartenant à la période secondaire de la syphilis. Quant à la *syphilide tuberculeuse* en groupes, la saillie des tubercules, leur couleur cuivrée, le peu d'épaisseur des squames, la marche plus rapide de la maladie, les phénomènes concomitants, ainsi que les résultats rapides d'un traitement antisyphilitique, sont autant de signes qui serviront à la faire reconnaître.

2° SCROFULIDE CORNÉE OU ACNÉIQUE. — Cette variété
ressemble beaucoup à la scrofulide érythémateuse, mais
elle présente en plus une altération de l'appareil folli-
culeux de la peau. Elle est caractérisée par une ou plusieurs taches d'un rouge violacé, légèrement saillantes
au-dessus de la peau, assez régulièrement arrondies ; à la
surface, il n'y a pas de squames, mais on trouve une multitude de petites aspérités, qui donnent à la main la sensation d'une râpe. A la loupe, on voit que les orifices
arrondis des conduits sébacés sont élargis, entr'ouverts,
et que les aspérités sont formées par de la matière sébacée
durcie. Lorsque ces points saillants viennent à tomber, on
aperçoit l'orifice du conduit de la glande sébacée béant ;
mais une nouvelle production ne tarde pas à paraître et
à l'obstruer. C'est surtout à la figure que l'on rencontre
ces plaques, dont le nombre et les dimensions sont variables.

Au bout d'un certain temps, quelquefois sous l'influence
du traitement, ces plaques s'affaissent, les productions
acnéiques tombent pour ne plus se reproduire, et il reste
seulement des cicatrices déprimées, quoiqu'il n'y ait pas
eu d'ulcération. D'autres fois, les plaques s'étendent, ou
persistent très-longtemps, malgré le traitement le mieux
dirigé.

La scrofulide cornée a été confondue avec l'acné, surtout avec la variété désignée sous le nom d'*acné sébacée
concrète*. Mais dans cette dernière affection, la plaque ne
présente pas la coloration violacée dont nous venons de
parler ; elle n'est pas saillante, et surtout on ne rencontre

pas, à la fin de la maladie, les cicatrices qui terminent la scrofulide cornée. M. Cazenave, qui veut que cette affection ne soit qu'une variété d'acné, cherche à expliquer la présence des cicatrices par la compression que la matière sébacée cornée exercerait sur la peau; mais cette compression ne peut avoir lieu, puisque les productions cornées font saillie au dehors, et il est bien plus rationnel d'admettre que ces cicatrices sont dues au travail atrophique, qui caractérise la terminaison des maladies scrofuleuses cutanées.

Diagnostic. — Le diagnostic de cette variété de scrofulide doit être établi, d'après l'existence de taches saillantes, d'un rouge violacé, recouvertes de saillies dures, pointues, sortant de l'orifice des follicules sébacés, d'après la lenteur de la marche et d'après la formation de cicatrices déjà établies et mélangées aux plaques appartenant à une phase moins avancée de la maladie. Le *psoriasis*, qui pourrait lui ressembler au premier abord, s'en distingue par ses squames épaisses, imbriquées, qui ne peuvent être confondues avec les aspérités de la scrofulide cornée. La variété de lichen, désignée sous le nom de *lichen pilaris*, ressemble surtout, par son aspect et ses rugosités, à la scrofulide acnéique; mais les papules du lichen sont pleines et se distinguent parfaitement des saillies cornées, s'échappant à travers les orifices des conduits sébacés. Enfin, les différentes espèces d'*acné* simple, inflammatoire ou sébacée, diffèrent de la scrofulide par leur siége superficiel, par la marche plus rapide de l'éruption, et par les caractères des cicatrices, lesquelles, lorsqu'elles existent, sont moins rofondes et moins étendues.

3° SCROFULIDE PUSTULEUSE. — La scrofulide pustuleuse est la variété la plus fréquente ; tantôt elle existe seule, tantôt elle est mélangée avec d'autres espèces de scrofulides.

Elle peut débuter de deux manières différentes : dans certains cas, sur une plaque rouge de la grandeur d'une pièce d'un franc, on voit se développer une multitude de petites pustules, grosses comme la tête d'une épingle ; elles durent huit à quinze jours, se rompent et laissent échapper un liquide plastique, qui se concrète en croûtes jaunâtres. Dans d'autres cas, la maladie débute par une seule pustule, ressemblant à celle qu'on a décrite dans la maladie désignée par les auteurs sous le nom de *rupia ;* cette pustule, du volume d'un pois ou d'une petite cerise, et distendue inégalement par un mélange de sang et de pus, se rompt et se recouvre d'une croûte noirâtre. La première variété que nous venons d'indiquer, présentant au début des pustules peu volumineuses et agminées, telles que celles qu'on rencontre dans l'impétigo, a fait donner à cette maladie le nom d'*impetigo rodens ;* mais il faut rejeter cette dénomination, qui confond ainsi sous le même nom deux maladies d'une nature bien distincte et d'une gravité bien différente.

Une fois développée, cette scrofulide est caractérisée surtout par des croûtes dont la coloration varie : souvent elles sont d'une blancheur remarquable, quelquefois un peu jaunâtres ; le plus habituellement elles sont noirâtres par le mélange d'une certaine quantité de sang. On peut rencontrer une ou plusieurs plaques recouvertes de croûtes ; lorsqu'il en existe plusieurs au début, on les voit souvent se réunir par l'extension de la maladie. L'accroissement

se fait par de nouvelles pustules qui se développent autour des croûtes, se rompent, et augmentent par leur
sécrétion l'étendue de l'affection. Ces croûtes sont très-
adhérentes; lorsqu'on les a arrachées, ou lorsqu'on les a
fait tomber par des applications émollientes, on trouve,
au-dessous d'elles, des ulcérations qui ne sont pas très-
profondes; leurs bords sont irréguliers, le fond est d'un
rouge pâle, blafard , souvent recouvert de bourgeons
charnus mollasses; il n'y a jamais de fausse membrane
grisâtre comme dans les ulcérations syphilitiques. Dans
quelques cas, la surface de l'ulcération présente de petits
bourgeons durs, secs, rugueux, comme verruqueux; de là
le nom de *scrofulide verruqueuse*, que nous avions donné
d'abord à cette forme, en la considérant comme une espèce
distincte de scrofulide. Mais cet aspect n'est jamais primitif : comme il apparaît toujours sur une ulcération succédant à une scrofulide pustuleuse ou tuberculeuse, il ne
faut pas en faire une variété particulière et spéciale.

Le siége le plus fréquent de la scrofulide pustuleuse est
le nez; elle se développe quelquefois sur les joues; on la
rencontre rarement sur les membres.

La marche de la scrofulide pustuleuse qui, comme
toutes les autres variétés, ne présente ni douleurs, ni
démangeaisons, est très-lente; cependant, malgré son
aspect plus grave, elle guérit plus facilement et plus
promptement que les deux premières formes dont nous
avons déjà parlé. Lorsque la guérison arrive, les croûtes
tombent, et, au-dessous d'elles, on voit une cicatrice toute
formée, plus profonde que dans la scrofulide érythémateuse. Cette cicatrice est d'abord violacée et plus tard elle
devient blanche; lorsqu'elle est complétement formée,

elle ressemble aux cicatrices réticulées, inégales d'une brûlure au troisième degré. Dans d'autres cas , au lieu de marcher vers la guérison, la maladie s'étend en profondeur : elle envahit et détruit toutes les parties qu'elle rencontre ; mais les os lui opposent le plus souvent une barrière infranchissable, que respecte moins la scrofulide tuberculeuse. Il y a alors des ulcérations profondes, irrégulières, auxquelles succèdent, après la guérison, des cicatrices très-apparentes, enfoncées et adhérentes aux os.

Diagnostic. — Le diagnostic de la scrofulide pustuleuse, que l'on établira sur les signes que nous venons de donner, est très-important et quelquefois très-difficile : on peut surtout confondre cette variété avec l'impétigo et avec la syphilide pustulo-crustacée.

L'*impétigo dartreux*, qui offre pour l'aspect d'assez grandes ressemblances avec la scrofulide pustuleuse , présente en général une marche plus rapide ; les croûtes sont jaunes, flavescentes, molles, peu épaisses ; l'éruption est rarement circonscrite , elle est ordinairement plus étendue, souvent répandue sur diverses régions du corps. Les ulcérations sont très-superficielles et elles ne sont pas suivies de cicatrices ; enfin, on observe ordinairement quelques symptômes de réaction locale, tels que de la chaleur, de la cuisson et des démangeaisons.

La *syphilide pustulo-crustacée* présente , dans certains cas, une telle ressemblance avec la scrofulide pustuleuse et ulcéreuse, que le diagnostic est très-difficile. Dans les deux affections, la maladie est circonscrite ; mais dans la syphilide, les croûtes présentent la couleur verte caractéristique : elles sont plus saillantes, plus inégales, plus dures. Lorsque les croûtes viennent à tomber, on voit que les ulcérations sont nettement arrondies, que les bords sont taillés à pic, que le fond est recouvert de la pseudo-membrane spéciale à la syphilis ; plus tard , on voit également les cicatrices qui sont moins profondes et qui conservent pendant longtemps la coloration brune syphilitique ; enfin la marche de l'éruption est ordinairement plus rapide que dans la scrofule. Dans quelques cas, les signes objectifs ne suffisent pas pour permettre de poser un diagnostic certain ; il faut alors consulter les antécédents sans leur donner trop de valeur ; il faut s'appuyer davantage sur les phénomènes concomitants, et quelquefois se tenir sur la réserve, en étudiant la marche de la maladie. Enfin dans quelques cas très-incertains, le résultat du traitement pourra éclairer le diagnostic, resté jusque-là indécis : l'amélioration rapide, par les préparations mercurielles et iodées, viendra démontrer la nature syphilitique de l'affection, qui serait loin de s'amender si vite, et qui même s'aggraverait peut-être si elle appartenait à la scrofule.

4° SCROFULIDE TUBERCULEUSE. — Après la scrofulide pustuleuse, la scrofulide tuberculeuse est la variété la plus fréquente et elle est de toutes la plus grave. Elle se présente sous deux formes distinctes : *a*. la *forme tuberculeuse sans ulcération* ou à ulcération superficielle; *b*. la *forme tuberculuse avec ulcération profonde*. Comme les symptômes et le pronostic de ces deux formes sont différents, nous allons donner une description distincte de chacune d'elles.

a. SCROFULIDE TUBERCULEUSE SUPERFICIELLE. — Cette

forme est caractérisée par des saillies indolentes, molles, d'une rénitence élastique, de la grosseur d'un pois. Ces saillies sont comme demi-transparentes, jaunâtres, quelquefois d'un brun violacé, mais jamais du rouge-brun des tubercules syphilitiques. Le plus habituellement, ces tubercules sont groupés les uns à côté des autres, au nombre de huit à douze, et ils forment des plaques arrondies, des cercles, des segments de cercles ou des dessins irréguliers. On peut rencontrer un seul groupe, d'autres fois on en trouve plusieurs répandus sur diverses parties du corps; enfin, ils peuvent être dispersés sur tout le corps, comme dans la sous-variété appelée *scrofulide tuberculeuse disséminée*, qui ne présente, comme autre caractère spécial, que la généralisation de l'éruption.

La scrofulide tuberculeuse superficielle peut occuper toutes les parties du corps, mais son siége le plus fréquent est à la face, on l'observe surtout aux joues, aux lèvres ou au menton; on la rencontre quelquefois sur le tronc et sur les parties sexuelles, plus rarement sur les membres.

L'infiltration du tissu cellulaire sous-cutané accompagne souvent la scrofulide tuberculeuse superficielle; ce phénomène frappe plus les yeux que l'éruption tuberculeuse, aussi on a souvent désigné cet état morbide sous le nom de *lupus hypertrophique*. On ne doit pas d'ailleurs faire de cette forme une variété particulière; elle est toujours réunie à une variété définie de scrofulides, soit à la scrofulide érythémateuse, soit à la scrofulide tuberculeuse. Cette hypertrophie du tissu cellulaire est fréquente à la face et lui imprime un aspect particulier; les traits sont défigurés et effacés, les joues sont tuméfiées et pendantes, les lèvres sont énormes, les paupières, par leur tuméfaction, permettent à peine au malade de voir; enfin la figure présente un aspect étrange.

Lorsque cet engorgement du tissu cellulaire siége aux membres, le volume des parties devient considérable et les éléments de la peau elle-même semblent être hypertrophiés. Les parties génitales peuvent aussi être le siége de cet engorgement; alors la verge présente une dimension double ou triple de son volume normal; et chez la femme, les grandes et les petites lèvres prennent un développement énorme. On a considéré quelquefois cette hypertrophie comme un exemple d'éléphantiasis des Arabes; mais cette dernière maladie se développe sous un autre climat, elle s'accompagne de rugosités de la peau qui la font ressembler à celle du rhinocéros ou de l'éléphant, et elle n'offre jamais les tubercules agglomérés de la scrofulide.

La scrofulide tuberculeuse non ulcérée a une marche essentiellement chronique, il est très-rare de la voir durer moins de plusieurs années, et cependant le malade semble jouir d'une bonne santé : toutes ses fonctions s'exécutent bien, il n'y a aucune réaction locale ou générale; la maladie constituée uniquement par l'éruption tuberculeuse se prolonge quelquefois toute la vie.

Cette variété de scrofulide peut se terminer de plusieurs manières : le plus souvent, le tubercule s'affaisse, se décolore et disparaît par résorption, en laissant une cicatrice déprimée, quoiqu'il n'y ait pas eu d'ulcération; la maladie se rapproche alors beaucoup de la scrofulide érythémateuse ; quelquefois même ces deux formes érythémateuse et tuberculeuse superficielle se mélangent et se développent simultanément. Dans d'autres cas, le tubercule persiste indéfiniment; ou bien encore il s'ulcère, mais alors l'ulcération est toujours superficielle, elle n'envahit qu'une partie du tubercule, et la guérison arrive ultérieurement par cicatrisation.

Diagnostic. — La scrofulide tuberculeuse simple est caractérisée par la coloration violacée des tubercules, par leur indolence, et par le gonflement du tissu cellulaire ambiant. Les seules maladies que l'on pourrait confondre avec elle sont : le psoriasis, l'herpès circiné et la syphilide tuberculeuse.

Le *psoriasis*, en effet, dans la variété désignée sous le nom de *lèpre vulgaire*, offre la forme circinée à circonférence saillante, mais il se distingue de la scrofulide tuberculeuse par cette saillie qui est uniforme et non formée par des tubercules, par ses squames blanches, épaisses et imbriquées, bien distinctes des légers furfures qui siégent quelquefois à la surface des tubercules, et ultérieurement par l'absence absolue de cicatrices.

L'*herpès circiné*, caractérisé surtout par des squames légèrement saillantes, diffère de la scrofulide tuberculeuse en cercle par sa marche plus rapide, par son extension centrifuge et par l'absence de tubercules.

La *syphilide tuberculeuse en groupes* présente aussi des tubercules, qui ne sont accompagnés d'aucune réaction locale ou générale, et qui ressemblent assez par leur couleur et leur disposition aux tubercules scrofuleux; mais ces tubercules sont plus durs, plus bruns, moins violacés, ils ont une marche plus rapide et ils ne sont pas accompagnés du gonflement du tissu cellulaire sous-cutané. Malgré ces caractères distinctifs, il faut savoir qu'il existe encore des cas douteux, c'est alors qu'on doit se servir pour le diagnostic des phénomènes antérieurs et concomitants, et même du résultat d'un traitement explorateur.

b. Scrofulide tuberculeuse avec ulcération.— Cette forme est la plus grave de toutes les variétés de scrofulides. Elle débute de même que la forme précédente, par huit ou dix tubercules rouges violacés, très-rapprochés les uns des autres, mais ils sont plus gros, plus animés, on remarque autour de leur base une auréole inflammatoire, et ils sont promptement envahis par l'ulcération. La plaie qui se forme peut s'étendre en largeur ou en profondeur; lorsqu'elle s'étend en largeur, de nouveaux tubercules apparaissent à côté des premiers, ils se ramollissent et s'ulcèrent rapidement, et ainsi la maladie peut occuper une large surface. Lorsque l'ulcération, au contraire, gagne en profondeur, elle attaque et détruit la peau, le tissu cellulaire, les muqueuses, les cartilages et les os eux-mêmes qui ne peuvent arrêter sa marche envahissante. Cette marche destructive lui a fait donner le nom de *lupus vorax* par comparaison avec l'avidité du loup qui dévore la proie qu'il a saisie. Les croûtes qui recouvrent les ulcérations sont épaisses, brunâtres, souvent noires par le mélange du sang. Lorsque ces croûtes sont tombées, soit d'elles-mêmes, soit par l'effet d'applications topiques, on voit à la place qu'elles occupaient des ulcérations profondes, anfractueuses, fongueuses et mollasses, dont les bords sont irréguliers et décollés, dont la surface est quelquefois sanieuse, saîgnante, ou bien présente des bourgeons charnus de mauvaise nature ; enfin la sécrétion purulente est abondante, séreuse et fétide.

Le siége le plus fréquent de la scrofulide tuberculeuse ulcérée se trouve être le nez ou ses alentours ; elle débute le plus habituellement par la peau, elle détruit les cartilages, la muqueuse, elle envahit le vomer et même le maxillaire supérieur ; dans quelques cas, elle commence par la pituitaire, envahit d'un côté les cartilages et la peau, et de l'autre les parties profondes où elle détruit le vomer, la voûte palatine, et établit une communication soit entre les deux narines, soit entre la bouche et les fosses nasales. Lorsque la maladie débute par la lèvre, elle la détruit, met les gencives à nu et peut ensuite envahir les maxillaires. A l'œil, elle détruit une partie des paupières, produit une conjonctivite oculaire et quelquefois des ophthalmies graves suivies de cécité.

La scrofulide ulcéreuse peut encore occuper les autres parties du corps, comme le cou, la région sternale, les membres, surtout au voisinage des articulations, et les parties génitales. M. Huguier, pendant son séjour comme chirurgien à l'hôpital de Lourcine, publia un mémoire ayant pour titre : *De l'esthiomène de la vulve.* Sous ce nom il décrivit des maladies ulcéreuses, envahissant et détruisant les grandes et les petites lèvres, et il les considéra comme étant de nature scrofuleuse, leur donnant ainsi le nom d'esthiomène alors adopté par Alibert. En lisant avec attention les observations de ce mémoire, on est porté à croire que les maladies décrites par cet auteur se rapportent plutôt à des chancres phagédéniques, affections alors peu connues, qu'à des scrofulides. L'ab-

sence d'accidents constitutionnels, qu'il donne comme
une des meilleures preuves pour rayer ces maladies du
domaine de la syphilis, n'est pas une raison convaincante
pour nous, de ne pas admettre leur nature syphilitique;
en effet, les chancres phagédéniques sont ordinairement
des ulcérations simples, non suivies d'infection générale,
et le phagédénisme est fréquent chez les individus scrofuleux, ce qui explique encore les signes de scrofule notés
chez quelques malades de M. Huguier. Une des raisons
que nous pouvons donner encore de notre manière de
voir, c'est que les ulcères scrofuleux des parties génitales
sont rares à l'hôpital Saint-Louis, et que nous n'en avons
pas encore rencontré un seul exemple, malgré le nombre
considérable de scrofuleux que nous sommes à même
d'observer. C'est pour ces raisons que nous ne croyons
pas devoir admettre, comme étant de nature scrofuleuse,
les affections observées par M. Huguier.

La marche de la scrofulide tuberculeuse ulcérée est
très-lente, et le plus souvent elle est envahissante. Par
ses progrès, elle produit ces vastes destructions, ces plaies
épouvantables et hideuses qu'on ne rencontre que trop
souvent à la face. Elles donnent naissance à une suppuration abondante ; quelquefois elles entraînent la cachexie,
la fièvre hectique, et causent la mort par épuisement.
Cette terminaison fatale, due seulement à l'abondance de
la suppuration, est rare, cependant nous en avons observé
plusieurs exemples.

La maladie peut s'arrêter spontanément, mais le plus
souvent la guérison arrive sous l'influence d'un traitement
rationnel. Dans ce cas, les croûtes finissent par tomber, et
l'on trouve au-dessous d'elles une cicatrice toute formée.

C'est après la guérison de cette variété de scrofulides que l'on voit ces cicatrices saillantes, bridées et souvent vicieuses par les rétractions qu'elles entraînent. C'est après une scrofulide tuberculeuse que l'on rencontre une atrésie de la bouche portée au point de gêner la parole et la préhension des aliments, ou une destruction des lèvres ne pouvant plus retenir la salive.

On peut encore voir le nez détruit en totalité ou en partie, une narine oblitérée, les paupières froncées, tirées, et formant un ectropion, le conduit auditif oblitéré et amenant la surdité, et même l'absence complète d'une oreille, comme nous l'avons observée chez deux malades. Au cou, ces brides cicatricielles peuvent produire le torticolis; aux membres, elles peuvent gêner les mouvements. Enfin, elles peuvent produire toutes les infirmités que nous voyons succéder aux cicatrices des brûlures au troisième et au quatrième degré, à tel point même qu'il est quelquefois difficile de les en distinguer.

Diagnostic. — Le diagnostic est en général facile, et il est établi d'après ces ulcérations profondes et irrégulières, à bords minces et décollés, à fond blafard et mollasse, à suppuration séro-purulente, et d'après les croûtes habituellement d'un noir caractéristique. Ces ulcérations pourraient cependant être confondues avec les ulcérations syphilitiques ou avec les ulcérations cancroïdiennes ou cancéreuses; il est nécessaire d'indiquer ici les signes à l'aide desquels on doit établir le diagnostic différentiel.

Les *ulcérations syphilitiques* peuvent occuper le même siége et produire aussi la corrosion des parties atteintes; cependant il est rare que la syphilis produise une destruction aussi profonde; comme nous l'avons déjà dit, ces ulcérations sont taillées à pic et les bords sont plus réguliers et non décollés ; les plaies sont entourées d'une auréole d'un rouge brun et non pas violacé ; les croûtes sont verdâtres et non pas noires ; les cicatrices sont beaucoup moins prononcées ; enfin, on doit tenir compte des phénomènes antérieurs et concomitants, et du résultat du traitement.

Les *ulcérations cancroïdiennes* débutent rarement par un tubercule ; ordinairement c'est par une verrue qui persiste un certain temps et qui s'ulcère, ou bien même l'ulcération survient d'emblée ; mais le caractère diagnostique le plus important à noter, c'est l'existence d'un bourrelet saillant qui entoure presque partout l'ulcération, et qui n'existe jamais dans la scrofulide ulcérée.

Les *ulcérations cancéreuses* envahissent tous les tissus, et les détruisent comme les scrofulides ; mais elles ne sont pas bornées à leur circonférence par des tubercules scrofuleux, ce sont des bosselures noueuses, dures et plus volumineuses ; de plus, la plaie a une tendance à végéter, à se renverser en dehors, elle présente un aspect ichoreux particulier, et elle est habituellement accompagnée de douleurs lancinantes. Dans les circonstances où le doute existe, l'âge peut souvent servir de signe diagnostique, car le cancer se développe rarement avant cinquante ans, tandis que la scrofulide se montre plus souvent chez les enfants et chez les adultes peu avancés en âge.

5° SCROFULIDE PHLEGMONEUSE. — Nous avons donné le nom de *scrofulide phlegmoneuse*, à une variété de scrofulides caractérisée par le développement de petits abcès cutanés, que quelques auteurs ont appelés abcès dermiques. Ces abcès débutent par une petite tumeur qui grossit peu à peu et peut acquérir le volume d'une amande ou même celui d'une noix ; peu à peu elle se ramollit, et la fluctuation annonce la présence du pus. La peau qui recouvre cette tumeur présente une teinte d'un rouge violacé ; elle s'amincit, finit par se déchirer, et laisse écouler du pus séreux, mal lié, scrofuleux. Bientôt une croûte se forme sur l'ulcération, l'écoulement se tarit momentanément, puis une nouvelle ouverture ne tarde pas à se faire à côté de la première, souvent au même endroit, pour se recouvrir encore au moyen d'une nouvelle croûte. Il se forme ainsi successivement plusieurs ouvertures qui finissent par se réunir et par former une ulcération plus ou moins étendue, laquelle présente alors tous les caractères des ulcérations scrofuleuses. Ces abcès peuvent être isolés ou agglomérés, et leur nombre est variable. On les rencontre surtout à la face, mais ils peuvent occuper aussi le tronc ou les membres.

La durée de chaque abcès est assez longue ; la suppuration est assez rapide, ainsi que la formation des croûtes, mais la cicatrisation des ulcérations est lente ; la cicatrice, d'abord violacée, devient blanchâtre, inégale, réticulée. Dans quelques cas, l'ouverture de la tumeur n'a pas lieu, le pus est résorbé, la peau se recolle et il n'y a pas d'ulcération ; dans ces cas encore, la place de l'abcès est indiquée par une tache violacée, et plus tard par une cicatrice peu profonde, mais déprimée et inégale.

La durée de la scrofulide phlegmoneuse est très-longue, surtout lorsque l'éruption se fait par poussées successives. Ainsi l'on voit des malades chez lesquels des abcès se développent ainsi successivement, de manière que la maladie se prolonge pendant plusieurs années.

Diagnostic. — La scrofulide phlegmoneuse a des caractères tellement tranchés, qu'elle ne pourrait être confondue ni avec les abcès ganglionnaires, ni avec les abcès du tissu cellulaire; le peu de volume de l'abcès et son siége superficiel suffisent pour le distinguer. La scrofulide phlegmoneuse existe souvent en même temps que les autres variétés de scrofulides, et en même temps que les autres manifestations de la scrofule.

PRONOSTIC DES SCROFULIDES.

Le pronostic des scrofulides est toujours grave ; ce sont des maladies chroniques, persistant souvent plusieurs années et même quelquefois pendant toute la vie, malgré le traitement le plus rationnel. Elles peuvent causer la mort du malade par le fait d'une suppuration trop abondante, qui produit une altération profonde dans la nutrition. Le plus souvent cependant, la terminaison funeste est due à une complication dépendant ou non de la maladie principale. Quand les scrofulides guérissent, elles laissent toujours des cicatrices indélébiles, souvent difformes, et très-désagréables lorsqu'elles sont situées dans des endroits apparents.

Le pronostic, d'ailleurs, varie selon la forme de la scrofule cutanée : ainsi, la scrofulide érythémateuse, qui n'est pas grave pour la santé, est une maladie très-rebelle au traitement, et qui dure souvent toute la vie ; la scrofulide pustuleuse, qui a une apparence beaucoup plus grave par l'étendue et la profondeur de ses ulcérations et par l'épaisseur de ses croûtes, cède ordinairement beaucoup plus vite au

traitement, et ne produit pas les désordres considérables
consécutifs à la scrofulide tuberculo-ulcéreuse. C'est cette
dernière variété, en effet, qui amène la destruction du
nez, du vomer, de la voûte palatine, qui détruit toutes
les parties qu'elle attaque, et qui laisse après elle des
difformités affreuses.

Le pronostic varie encore avec la marche et l'étendue
de la lésion : dans certains cas, la maladie reste à l'état
stationnaire pendant des années; dans d'autres cas, au
contraire, la marche est très-rapide, comme phagédénique, et elle cause la mort en peu de temps. L'étendue
de la lésion fait aussi varier le pronostic : ainsi lorsqu'il
n'y a qu'un seul tubercule, on pourra attaquer la maladie par un traitement local énergique, tandis que si la
lésion est très-étendue, il faudra attendre beaucoup plus
lentement la guérison des moyens de traitement général.

En parlant du pronostic, il ne faut pas oublier l'heureuse influence que certaines maladies peuvent exercer
sur les scrofulides : nous avons vu quelquefois des ulcérations profondes, qui avaient résisté longtemps à tous
les moyens thérapeutiques, se cicatriser promptement à
la suite d'un érysipèle ou d'une fièvre éruptive.

TRAITEMENT DES SCROFULIDES.

Le traitement des scrofulides, comme de toutes les
autres manifestations de la scrofule, comprend deux
parties principales : le traitement de la scrofule, de la
maladie générale, et celui des manifestations cutanées,
c'est-à-dire un traitement général et un traitement
local.

1° TRAITEMENT GÉNÉRAL. — C'est celui de la scrofule dont nous avons déjà parlé. Pour éviter des répétitions inutiles, nous ne nous arrêterons que sur les moyens dont l'emploi est le plus habituel dans les scrofulides.

L'*huile de foie de morue* est sans contredit le meilleur médicament à employer dans la scrofule, et surtout dans les manifestations cutanées. On en donne une cuillerée à bouche par jour, et l'on augmente graduellement jusqu'à trois et quatre. Quelques médecins en font prendre jusqu'à un verre et même deux verres par jour ; nous croyons inutile d'aller jusqu'à cette dose, nous ne nous en sommes jamais bien trouvé ; l'huile n'est pas digérée, elle fatigue l'estomac, produit l'anorexie, et s'oppose ainsi à une bonne nutrition qui est indispensable pour la réussite du traitement.

A l'huile de foie de morue, nous ajoutons, mais comme moyens accessoires, les amers, tels que la gentiane, l'infusion de houblon, de feuilles de noyer, les préparations de fer, et particulièrement l'iodure de fer. Les préparations iodées et l'iodure de potassium ont également un bon effet dans les manifestations cutanées, surtout dans les cas d'ulcérations rebelles. Elles sont principalement indiquées lorsque les affections osseuses se rencontrent concurremment avec les lésions de la peau.

Nous devons répéter ici ce que nous avons dit en parlant du traitement des manifestations dues à la scrofule, que, dans la thérapeutique des scrofulides, le traitement général joue le rôle principal ; qu'à lui seul il produit le plus habituellement la guérison, tandis que les moyens locaux n'agissent souvent que quand la médication interne

a déjà produit dans l'économie une modification favorable.

2° TRAITEMENT LOCAL. — Dans quelques cas, les scrofulides réclament un traitement local, mais alors encore on
ne doit l'appliquer qu'après avoir soumis les malades
pendant quelque temps au traitement général, qui, comme
nous venons de le dire, produit une modification nécessaire pour que les moyens topiques puissent avoir de
l'action.

Les *topiques émollients* ont peu d'importance ; ils ne
servent qu'à favoriser l'ouverture des abcès dermiques, et
à débarrasser les parties malades des croûtes qui peuvent
quelquefois s'opposer à la cicatrisation.

Les *lotions excitantes*, telles que celles qui sont faites
avec l'infusion de feuilles de noyer, le vin aromatique,
la décoction de quinquina, sont rarement utiles. L'*huile
de cade* elle-même est peu efficace ; elle peut s'employer
cependant avec avantage dans les scrofulides superficielles, dans les variétés acnéique ou érythémateuse ; elle
agit alors comme un caustique très-faible. On peut encore
y avoir recours dans les autres scrofulides, à la fin, lorsqu'il ne reste plus qu'un peu de rougeur et de desquamation.

Comme modificateur plus puissant, on a employé l'*iode
caustique*, dont voici la formule :

Eau distillée	30 grammes.
Iodure de potassium	3 —
Iode pur	1 —

On trempe un pinceau dans cette solution, et on le
promène légèrement sur les ulcérations pour en faciliter

la cicatrisation, ou sur les saillies dues à des taches érythémateuses ou à des tubercules, pour les affaisser. Ces
divers modificateurs, d'ailleurs, sont impuissants dans la
plupart des cas.

Le plus souvent il faut recourir à des *caustiques* plus
puissants, tels que la poudre caustique de Vienne, la potasse
caustique, le chlorure de zinc ou la pâte de Canquoin. Ces
cathérétiques doivent être employés avec circonspection,
car ils produisent souvent des cicatrices plus profondes,
plus apparentes que la maladie elle-même ; aussi ne
doit-on y avoir recours que dans les cas d'ulcérations
circonscrites et peu étendues. On produit alors une
eschare, et l'on transforme une plaie sans tendance à se
cicatriser, en une plaie simple ayant une grande tendance à la guérison. Dans la scrofulide phlegmoneuse, il
est souvent avantageux, lorsque la peau est amincie et
près d'être ulcérée, d'ouvrir l'abcès avec un peu de caustique de Vienne ; la cicatrisation de l'ulcération est alors
plus rapide.

Une préparation caustique ou plutôt vésicante, que
nous avons employée avec beaucoup d'avantages, est le
biiodure de mercure. Nous nous servons surtout de la
pommade faite avec parties égales d'axonge et de biiodure ;
comme cette pommade est épaisse et difficile à employer,
nous la faisons chauffer au moment de nous en servir ;
alors la graisse se liquéfie, et avec un pinceau nous
en étalons une petite couche sur les parties malades. On
n'essuie pas, on laisse la pommade continuer son action ;
il survient une douleur assez vive qui dure de cinq à douze
heures, puis il s'établit une sécrétion séro-plastique qui
forme une croûte jaunâtre ou brune, ressemblant à celle

de l'impétigo ; en même temps il se développe autour
du point touché de la rougeur et un peu de gonflement.
Puis tout disparaît, et quand la croûte tombe, au bout
de huit à quinze jours, on constate une modification heureuse survenue dans les parties malades : les saillies qui
existaient dans les scrofulides érythémateuse ou acnéique
sont moins prononcées ; l'ulcération s'est rétrécie et a une
tendance à la cicatrisation dans les scrofulides ulcérées.
On a été amené à employer ce topique, en voyant les bons
résultats qui surviennent après un érysipèle ; par cette
irritation artificielle, on détermine une inflammation
cutanée qui produit des modifications analogues à celles
de l'érypèle spontané.

On a encore vanté comme topiques certaines substances
vésicantes : M. Bazin a employé l'huile de noix d'acajou
et il dit en avoir obtenu de très-bons résultats ; mais c'est
une substance difficile à se procurer. Le même auteur a
encore essayé l'huile de croton tiglium ; mais par son
emploi on obtient une modification beaucoup moins
efficace que celle obtenue par le biiodure de mercure.

A l'usage des topiques, au traitement général, à l'hygiène, on devra encore ajouter les *bains*, tels que les
bains salés, les bains sulfureux, les bains de sel Pennes
(composés surtout de phosphate et de sulfate de chaux),
et les bains de mer donnés au moyen de l'hydrofère. Ces
bains favorisent quelquefois la cicatrisation d'ulcérations
atoniques ne présentant depuis longtemps aucune tendance à la guérison. Mais lorsque le malade le pourra, il
sera préférable de l'envoyer aux eaux minérales.

Prises à l'intérieur, ces eaux ont en général peu d'action

sur les scrofulides, elles agissent plutôt sur la scrofule, comme nous l'avons dit au traitement de cette maladie constitutionnelle. En bains, les eaux minérales ont une heureuse influence ; celles qui donnent un bon résultat sont : les eaux sulfureuses et surtout celles qui sont très-riches en soufre, telles que les eaux de Baréges, de Luchon, d'Aix en Savoie, d'Aix-la-Chapelle, d'Ax, de Schinznach ; on obtient aussi de beaux succès par les eaux bromo-iodurées, telles que les eaux de Kreutznach, de Nauheim ; enfin les eaux de Louëche, qui ne contiennent pas de soufre et qui sont très-peu salines, jouissent à bon droit d'une grande réputation dans le traitement des manifestations cutanées de la scrofule.

Sous l'influence des eaux minérales, la vitalité est excitée, la maladie prend une marche plus rapide, une affection restée stationnaire depuis longtemps avance vers la guérison ; les ulcérations se détergent, la cicatrisation marche plus vite, et la guérison est plus tôt obtenue. Cependant on doit savoir que leur action n'est souvent qu'accessoire ; elles n'agissent bien que lorsque le malade a suivi depuis un certain temps le traitement général ; alors elles sont un adjuvant très-utile, un complément de traitement qui viendra achever la guérison.

CHAPITRE IV

DE LA SYPHILIS.

Quoique l'histoire générale de la syphilis ne rentre pas dans l'étude des maladies de la peau, nous croyons, avant de commencer la description des syphilides, devoir vous en présenter un exposé succinct, comme nous avons fait pour la scrofule avant de parler des scrofulides. Cette étude vous préparera d'ailleurs à bien comprendre plusieurs des questions, qui se rencontreront à propos des éruptions consécutives à l'infection syphilitique.

Définition.

La définition de la syphilis, comme de toutes les maladies constitutionnelles, est difficile à donner, à cause de la multiplicité des affections qu'elle produit. Cependant nous vous proposerons de dire que la syphilis est une maladie constitutionnelle, résultant de la présence dans l'économie d'un virus particulier, le virus syphilitique, laquelle maladie se propageant soit par contagion, soit par inoculation, soit par hérédité, débute par une lésion locale, puis se généralise et se caractérise par des accidents spéciaux, variables de forme et de siége, mais se développant successivement d'après des lois ordinaires d'évolution, qui permettent de les rapporter à trois périodes distinctes.

M. Bazin a divisé les accidents de la syphilis en quatre périodes, en admettant une période ultime, spéciale pour les manifestations syphilitiques du côté des viscères. Comme nous le dirons plus tard, nous croyons qu'on peut supprimer la quatrième période, parce que les manifestations viscérales coïncident ordinairement avec les autres accidents appartenant à la troisième, tels que les gommes, les exostoses, les caries syphilitiques, etc.

Comprenant donc dans trois phases successives les manifestations syphilitiques, et admettant les accidents primitifs, les accidents secondaires et les accidents tertiaires, nous allons commencer par l'étude succincte des accidents primitifs.

Accidents primitifs.

Tous les auteurs sont loin d'être d'accord sur les accidents que l'on doit considérer comme appartenant à la première période de la syphilis. Quelques-uns confondent les mots *vénérien* et *syphilitique*, et regardent comme dépendant de la syphilis, tous les accidents qui sont le résultat des actes vénériens ; ils rapportent ainsi à cette maladie générale des affections qui ne lui appartiennent évidemment pas, puisqu'elles restent toujours des manifestations locales, et qu'elles ne sont jamais suivies d'accidents consécutifs pouvant être rapportés à une infection générale. Pour nous, séparant les maladies vénériennes et les maladies syphilitiques, nous ne ferons rentrer parmi ces dernières que les accidents qui se développent sous l'influence de l'infection de l'économie par un virus, que l'on a appelé *virus syphilitique*.

Les auteurs qui n'ont pas reconnu cette distinction que nous venons d'établir, pensent que tous les accidents vénériens, la blennorrhagie, le chancre simple, etc.; peuvent être le début, la porte d'entrée de la syphilis.

C'est en faisant cette confusion entre les accidents vénériens et les accidents syphilitiques, que les mêmes auteurs n'ont pas voulu admettre que la syphilis ne datât que de la fin du xve siècle. Comme ils retrouvaient dans les auteurs anciens la description des ulcères vénériens, ils en ont tiré la conclusion que la syphilis avait toujours existé. Mais s'ils ont reconnu la blennorrhagie et les ulcères simples dans les descriptions laissées par les anciens médecins, ils n'ont pu y retrouver aucun passage indi-quant d'une manière certaine l'existence des accidents secondaires, autrement dit, de la syphilis confirmée. Aussi pour nous, nous admettons bien que l'ulcère véné-rien des anciens, ce qu'on appelle aujourd'hui le chancre mou, non infectant, a existé de tout temps, mais nous croyons que le chancre infectant, que la syphilis consti-tutionnelle n'a commencé à paraître que vers l'année 1493. Nous appuyons notre opinion non-seulement sur l'absence complète de description d'accidents syphili-tiques chez les anciens, mais aussi sur le dire des pre-miers auteurs qui ont écrit sur la syphilis au commence-ment du xvie siècle, et qui tous ont considéré comme nouvelle la maladie qu'ils avaient à soigner et à dé-crire (1).

(1) Cette année (1863), pour prouver l'antiquité de la syphilis, on a voulu faire jouer un grand rôle à la traduction de livres chinois par M. Dabry, publiée sous le titre de *Médecine chez les Chinois*. Dans cet ouvrage, en effet, on trouve un traité de la syphilis, qui remonterait à deux mille ans avant l'ère chrétienne, et qui contient une description assez

Ces mêmes auteurs avaient très-bien fait la distinction entre les accidents vénériens et les accidents syphilitiques, et ils ne regardaient pas la blennorrhagie et l'ulcère simple comme pouvant produire la syphilis. C'est vers 1508 et 1551 que successivement le chancre simple et la blennorrhagie furent considérés comme des accidents primitifs de la syphilis, et que la confusion commença à régner. De nos jours, la distinction entre les accidents vénériens et la syphilis est admise par le plus grand nombre des médecins, qui regardent le chancre simple, et surtout la blennorrhagie, comme ne donnant pas la syphilis. Mais nous devons entrer ici dans quelques détails.

La *blennorrhagie* est encore considérée comme accident primitif de la syphilis par MM. Lagneau, Cazenave, Devergie, Gibert, Bazin, Auzias-Turenne, etc. Ces auteurs croient que des accidents syphilitiques incontestables peuvent avoir pour seul point de départ une blennorrhagie simple non compliquée de chancre. Lorsque nous sommes arrivé à l'hôpital Saint-Louis, nous étions de leur avis; mais l'étude des faits observés avec soin est venue modifier notre opinion et nous a fait adopter celle de M. Ricord, qui professe que *le chancre est l'exorde obligé de la syphilis acquise.* En effet, dans la plupart des observations, on constate l'existence d'un chancre

exacte des accidents primitifs et secondaires. Mais l'authenticité de la date du traité chinois est loin d'être certaine, et il pourrait bien se faire qu'il ait été antidaté, comme cela est déjà arrivé plusieurs fois chez ce peuple si orgueilleux de son antiquité.

                              (*Note du rédacteur.*)

comme le début de la maladie, et si, dans quelques faits exceptionnels, certains malades n'accusent qu'une blennorrhagie comme phénomène antérieur, cela peut tenir à plusieurs causes : soit à ce que le malade ne se rappelle pas le chancre dont il a été atteint; il se souvient bien qu'il a eu une blennorrhagie, maladie longue, ennuyeuse, douloureuse, ne cédant qu'à un traitement prolongé et récidivant facilement, tandis qu'il a oublié qu'il a eu une ulcération légère, indolente, qui s'est guérie facilement; soit à ce que certains malades peu soigneux de leur personne ont complétement laissé passer inaperçue une ulcération chancreuse, qui s'est développée et qui s'est cicatrisée à leur insu. Pour appuyer notre manière de voir, nous ajouterons que nous avons rencontré plusieurs fois des individus, qui niaient de bonne foi qu'ils aient jamais eu de chancres, et chez lesquels l'examen des parties génitales faisait reconnaître l'existence actuelle d'une ulcération chancreuse incontestable datant quelquefois de plusieurs semaines. Cette ignorance réelle des malades est surtout commune chez les femmes, qui peuvent être atteintes, sans s'en douter, d'un chancre indolent perdu dans les plis de la muqueuse vulvaire ou vaginale ou même siégeant au col utérin. Une autre circonstance qui fait encore que le malade peut ignorer qu'il a eu un chancre, c'est son siége insolite : ainsi nous avons trouvé plusieurs fois à l'anus ou au visage des ulcérations spécifiques dont la nature pouvait être facilement méconnue ; alors le malade ne cherche pas à tromper, il trompe en se trompant lui-même. Dans ces cas, moins rares peut-être qu'on ne le pense, le médecin lui-même peut être induit en erreur et croire à l'existence d'une ulcération quelconque non spécifique; et plus tard, lorsque les accidents consécutifs auront paru, le malade interrogé niera de bonne foi l'existence d'un chancre.

Nous ferons encore remarquer que les observations prises dans les hôpitaux, où le même sujet est soigné par des médecins différents dans les diverses périodes de sa maladie, ne présentent pas, comme exactitude, toutes les garanties suffisantes; nous avons plus de confiance dans les résultats de la pratique de la ville, dans laquelle le médecin suit souvent pendant plusieurs années la même personne, et est à portée de connaître et d'étudier dans toutes leurs phases les affections qu'elle peut présenter. Invoquant donc notre expérience personnelle, nous pouvons affirmer que jamais en ville, chez les malades que nous avons connus et soignés pendant plusieurs années, nous n'avons vu la syphilis succéder à une blennorrhagie simple.

Dans quelques cas, assez rares il est vrai, deux ou trois fois sur cent tout au plus, le malade bien suivi, bien interrogé, n'a eu qu'une blennorrhagie; mais alors n'y a-t-il pas lieu de penser à l'existence d'un chancre larvé du méat ou du canal de l'urèthre, avec ou sans blennorrhagie. C'est à Hernandez, et surtout à M. Ricord, que nous devons la connaissance exacte de ces chancres larvés du canal, qui peuvent faire croire que la blennorrhagie est susceptible de donner à elle seule la syphilis. Dans ces cas, il est facile de reconnaître l'existence du chancre, si l'on est appelé à temps. S'il siége au méat, la vue le fera reconnaître; s'il est dans le canal, on peut sentir l'induration qui s'est développée autour de lui, et qui est plus limitée, plus nette que le gonflement inflammatoire qui peut se montrer dans la blennorrhagie simple.

Pour nous résumer, nous dirons que la syphilis n'est jamais la suite d'une blennorrhagie simple ; nous ne faisons d'exception que pour la blennorrhagie compliquée d'un chancre uréthral.

M. Cazenave et quelques auteurs regardent les *plaques muqueuses* comme pouvant être le premier phénomène de la syphilis. C'est une erreur que l'on peut expliquer par la transformation *in situ* des chancres en plaques muqueuses, transformation qui s'opère quelquefois très-rapidement. Les plaques muqueuses ne sont jamais des accidents primitifs, ce sont des accidents souvent précoces, mais toujours secondaires.

Quelques auteurs ont admis aussi que le premier phénomène de la syphilis pouvait être un tubercule, une papule, et c'est surtout d'après les observations prises sur les faits d'inoculation syphilitique artificielle qu'est basée cette opinion ; mais si on lit avec attention les observations, on voit dans la description minutieuse de l'accident primitif, qu'à un moment donné cette papule ou ce tubercule initial a présenté une excoriation, une ulcération qui se rapproche beaucoup par l'aspect de certaines ulcérations infectantes ; souvent même, on peut reconnaître tous les caractères d'un vrai chancre, et, par conséquent, ces cas rentrent dans la règle qui veut que la syphilis commence par un ulcère.

Nous voici arrivés, en éliminant la blennorrhagie, les plaques muqueuses, etc., à l'opinion de l'école du Midi que nous avons citée plus haut : *le chancre est l'exorde obligé de la syphilis acquise.* Mais ici surgit une nouvelle difficulté : le chancre ne présente pas toujours les mêmes caractères, il n'est pas toujours suivi des mêmes accidents, et de là est née cette distinction qui fait admettre deux espèces de chancres : le *chancre mou* et le *chancre induré*.

Le *chancre mou* paraît promptement après un contact suspect : il est formé par une ulcération à bords taillés à pic, décollés et déchiquetés, à fond grisàtre recouvert d'une fausse membrane comme diphthéritique; sa base est molle, ne laisse sentir aucune dureté lorsqu'on la presse entre les doigts, et elle se confond insensiblement avec les tissus environnants. Il est habituellement multiple, il s'étend facilement, et il est sujet au phagédénisme. Il peut survenir plusieurs fois successives sur le même individu, et il est indéfiniment inoculable au sujet qui le porte. L'ulcération dont il s'agit se présente avec de la douleur et avec les autres caractères de l'inflammation; dans son voisinage, les lymphatiques s'engorgent fréquemment, et il survient facilement dans les ganglions les plus proches un engorgement inflammatoire aigu, douloureux, et qui passe souvent à la suppuration.

Le *chancre induré* ne se développe qu'après une incubation assez longue : il est constitué par une ulcération petite, arrondie ou allongée, à fond rouge et à bords taillés à l'évidoir; au bout de peu de jours, la base devient dure, indolente et nettement circonscrite. Il est ordinairement unique, et le phagédénisme l'atteint rarement. Il n'est inoculable ni au sujet qui le porte, ni à un individu syphilitique. Il ne détermine aucune réaction locale, ni chaleur, ni douleur, et sa guérison est rapide; aussi passe-t-il souvent inaperçu. Enfin les ganglions qui

l'avoisinent deviennent ultérieurement le siége d'un engorgement indolent, n'ayant pas de tendance à la suppuration.

En présence de ces deux chancres à caractères si tranchés est née l'opinion de la dualité des virus, émise par
M. Bassereau et adoptée par MM. Ricord, Cler, Diday,
Rollet, etc. Ces auteurs admettent l'existence de deux
maladies distinctes, produites par deux virus différents : le
chancre mou ne donnant lieu qu'à une maladie locale, et
le chancre induré, seul représentant de la syphilis, déter-
minant une infection générale et devant être considéré
comme le seul point de départ de la maladie syphilitique. A
côté de cette opinion si nette, nous en avons bien d'autres
moins explicites, qui admettent des chancres mous, des
chancres indurés, puis des chancres mixtes qui résulte-
raient du mélange des deux virus; mais nous ne nous
arrêterons pas à ces subtilités, et nous chercherons sans
plus tarder à apprécier la doctrine de la dualité des virus.

Si nous avons vu, dans la presque unanimité des cas,
le chancre induré être suivi des symptômes de la syphilis
confirmée, nous avons, d'un autre côté, observé quelquefois des faits bien positifs de chancres mous qui s'in-
duraient plus tard, et aussi des faits également bien certains de chancres mous restant mous pendant toute leur
durée, avec tous leurs caractères de multiplicité, d'étendue et de douleur, et étant suivis de syphilis. Y a-t-il là
seulement une difficulté de diagnostic? Cela pourrait bien
être à la rigueur; mais, devant ces observations, si nous
considérons le chancre induré comme annonçant presque
fatalement l'infection, à tel point que l'on peut regarder
l'induration comme le premier phénomène de l'infection

générale, par contre, nous n'oserions dire que la syphilis
ne viendra pas chez une personne qui ne présentera
qu'un chancre mou ; nous serions surtout très-réservé
sur notre pronostic s'il s'agissait de femmes, car c'est
surtout chez elles que nous avons observé des phénomènes syphilitiques consécutifs à des ulcérations présentant les caractères des chancres mous, et sur lesquelles
nous n'avions jamais pu saisir les indices de l'induration.
Donc, jusqu'à présent, dans l'état actuel des choses,
nous n'oserions pas nous prononcer nettement sur cette
question de la différence radicale entre les deux espèces
d'induration chancreuse ; et, tout en accordant que les
faits sont le plus souvent en rapport avec la doctrine de
la dualité des virus, chose importante à savoir pour la
pratique, nous n'oserions pas encore y voir le résultat
d'une loi constante.

Quelques auteurs admettent que l'accident primitif
n'est pas absolument nécessaire et qu'il peut manquer.
M. Cazenave et son école professent que le virus syphilitique peut être absorbé tout de suite sans laisser aucune
trace locale. Nous croyons que, dans les cas sur lesquels
on a établi cette théorie et dans lesquels on n'a pas constaté de chancre comme accident primitif, on a été trompé
par une des causes que nous avons énumérées plus haut
en parlant de la blennorrhagie. Nous pensons surtout
que, dans ces circonstances, il s'agissait d'une ulcération
située dans un lieu insolite ; et, sans aller plus loin dans
cette discussion, nous nous refusons d'une manière absolue
à admettre que l'on puisse avoir la syphilis d'emblée.

Accidents secondaires.

Les accidents secondaires sont ceux qui appartiennent à la seconde période de la syphilis. Les auteurs ne sont pas d'accord sur les affections que l'on doit faire rentrer dans ce degré de la maladie, et un certain nombre de médecins n'admettent l'existence d'une syphilis constitutionnelle qu'à l'apparition des plaques muqueuses ou d'une syphilide. La plupart des auteurs modernes, au contraire, considèrent, comme nous l'avons dit, l'induration et la pléiade ganglionnaire voisine du chancre comme des accidents secondaires, comme des manifestations de l'infection de l'économie par le virus syphilitique ; et, pour eux, l'incubation entre la première et la seconde période est très-courte, puisque l'induration arrive habituellement du septième au douzième jour après la naissance de l'ulcération. Quoique nous admettions que ces accidents soient des signes de syphilis confirmée, cependant nous ne ferons commencer la seconde période que plus tard, à l'apparition de l'engorgement des ganglions éloignés, des syphilides et des plaques muqueuses, parce qu'il y a le plus souvent, entre ces derniers accidents et les premiers, un temps d'arrêt qui semble permettre cette division clinique.

Les phénomènes que l'on peut rapporter à la seconde période de la syphilis sont assez nombreux ; ce sont surtout un état général de malaise et de douleurs qui se montre fréquemment au début de cette période, l'engorgement des ganglions, les éruptions vers la peau et vers les muqueuses, enfin deux accidents qui ne se présentent qu'à la fin de cette période : le testicule et l'iritis syphilitiques. Nous allons donner une description succincte de ces diverses manifestations.

Un des premiers effets de la syphilis sur l'économie est la production de la chloro-anémie ; elle est très-prononcée chez les femmes et chez les sujets déjà débilités antérieurement : le teint devient jaune, pâle, subictérique ; il y a de l'inappétence ; les forces, l'embonpoint diminuent, les malades accusent un malaise général, des fatigues dans les membres. En même temps très-souvent ils ressentent des douleurs rhumatoïdes vagues dans les membres et à la tête ; ces douleurs augmentent pendant la nuit, et changent fréquemment de siége et d'intensité ; elles diffèrent des douleurs ostéocopes de la troisième période, qui sont fixes et constantes. La céphalée a surtout une grande importance ; elle diffère des migraines et de la névralgie ordinaire en ce qu'elle siége des deux côtés de la tête ou au moins au milieu : c'est une céphalalgie *bi-temporale*, augmentant le soir et pendant la nuit. Ce caractère de siége bilatéral sur la tête est si important, que plusieurs fois il nous a conduit à rechercher et à constater une syphilis que rien ne faisait soupçonner au premier abord, ou à prédire l'apparition prochaine d'une syphilide. Ces douleurs rhumatoïdes sont quelquefois assez intenses pour arracher des pleurs et des cris aux malades, et pour causer de longues insomnies qui augmentent encore la faiblesse et l'anémie.

A côté de ces douleurs rhumatoïdes, nous devons encore signaler d'autres affections nerveuses qui peuvent exister au début de la seconde période : ainsi on a signalé des névralgies et des paralysies pouvant occuper tous les nerfs de l'économie, et présentant un diagnostic difficile qui ne peut être établi que d'après les antécédents et le résultat du traitement. Il ne faut pas confondre ces affections nerveuses de la seconde période avec celles de la troisième, lesquelles, beaucoup plus fixes et plus continues, sont dues, soit à une gomme développée sur le trajet du nerf, soit à une exostose produisant la paralysie par compression. Enfin, dans quelques cas, l'état général est plus grave ; on constate tous les jours un accès de fièvre jusqu'à l'apparition d'une syphilide, soit même une fièvre continue, comme au début d'une fièvre éruptive.

Ces phénomènes généraux sont cependant loin d'être constants : très-souvent l'individu infecté par le virus syphilitique continue à se bien porter ; il n'éprouve aucun trouble général qui puisse annoncer l'apparition des accidents secondaires. Ceux-ci arrivent sans prodromes, et, lorsqu'ils siégent dans un lieu peu apparent, ils peuvent se développer et se terminer sans que le malade en ait connaissance. Il nous est arrivé bien souvent de constater une roséole ou toute autre éruption légère sur des individus qui ignoraient complétement son existence.

Une des manifestations les plus fréquentes de la seconde période de la syphilis est l'*engorgement des ganglions* de la région cervicale postérieure. L'indolence de cette adénopathie est un caractère très-important ; elle fait que le malade ne s'en aperçoit pas habituellement et qu'il n'appelle pas sur ce point l'attention du médecin. Cet engorgement manque rarement ; on pourrait presque le regarder comme un phénomène caractéristique. En effet,

lorsqu'on examine les malades avec soin, il est rare que
l'on ne constate pas une tuméfaction des ganglions post-
cervicaux ou mastoïdiens. Il ne faut pas confondre cet
engorgement indolent avec celui qui succède aux éruptions du cuir chevelu ou aux plaques muqueuses de la
gorge et des lèvres, car ce dernier occupe le plus souvent
les ganglions carotidiens ou sous-maxillaires ; quant à celui
qui coïncide avec les affections du cuir chevelu, il est plus
douloureux, il présente un caractère plus inflammatoire,
et il a une marche plus rapide et plus en rapport avec le
développement des affections dont il est symptomatique.
Quelques auteurs, et particulièrement M. Cullerier, ne
veulent pas admettre l'existence d'un engorgement
essentiel, ne dépendant que de la syphilis ; selon eux,
il serait toujours symptomatique et consécutif à une
autre lésion. Cependant l'adénopathie cervicale postérieure arrive souvent plus tôt que les éruptions de la peau
et des muqueuses, et elle existe fréquemment seule :
aussi, nous admettons que cet engorgement est le plus
ordinairement indépendant de toute lésion voisine. Cet
engorgement indolent peut ne pas se borner à la région
cervicale, il envahit aussi quelquefois d'autres ganglions ;
on le rencontre surtout dans les ganglions carotidiens,
claviculaires, axillaires, et dans le ganglion sus-épi-
trochléen. M. Bazin a signalé l'engorgement des vaisseaux
lymphatiques qui vont aux ganglions ; mais on le trouve
surtout lorsqu'il existe des pustules cutanées.

La syphilis se manifeste fréquemment à la peau et y
développe des éruptions auxquelles on a donné le nom de
syphilides, et l'on a désigné sous celui de *syphilides
précoces*, celles qui appartiennent à la seconde période.

Elles ont pour caractères spéciaux d'être superficielles et de ne produire que peu ou point d'ulcérations, d'être généralisées, d'avoir une marche assez rapide et de ne laisser après elles que des maculatures qui disparaissent sans cicatrices. Au contraire, les *syphilides tardives*, celles qui appartiennent à la troisième période, sont plus profondes, plus ulcératives et plus circonscrites ; elles ont une marche plus lente, et elles ne guérissent qu'en laissant des cicatrices indélébiles. Nous étudierons plus tard avec plus de détails ces différents caractères.

Les muqueuses sont également le siége fréquent de manifestations de la seconde période de la syphilis ; les *plaques muqueuses*, que l'on a appelées aussi *pustules plates*, sont quelquefois le premier accident secondaire ; cela arrive surtout lorsqu'elles sont formées par la transformation *in situ* d'un ou de plusieurs chancres. Elles peuvent durer longtemps et même reparaître plusieurs années après le début de la syphilis ; aussi ne rentrent-elles pas toujours, à proprement parler, dans les accidents secondaires. Nous n'insisterons pas davantage sur ce point, nous y reviendrons plus tard.

Un accident que l'on rencontre encore dans la seconde période, c'est l'*alopécie*. Cette manifestation peut manquer complétement ou être peu développée ; dans d'autres circonstances, elle existe à un degré très-prononcé et peut amener la chute presque complète des cheveux. Le plus habituellement, sous l'influence du traitement, les cheveux repoussent et sont aussi nombreux qu'auparavant. Quelques auteurs ont considéré les éruptions du cuir chevelu comme la cause de l'alopécie. Si, dans certains cas, les ulcérations syphilitiques peuvent produire

la destruction des follicules pileux, ce n'est pas une raison
pour admettre que les syphilides papuleuses précoces
superficielles puissent agir de même. Souvent d'ailleurs
cet accident existe seul ou précède les éruptions du cuir
chevelu. Nous ne croyons donc pas devoir admettre cette
cause locale, et nous considérons l'alopécie comme dépendant de la syphilis elle-même.

A la fin de la seconde période, au moment que l'on
pourrait désigner sous le nom de *période intermédiaire*,
il est encore quelques affections qu'on peut voir se manifester, tels sont certaines éruptions, des plaques muqueuses, l'iritis et le testicule syphilitiques. L'*iritis
syphilitique* ne présente aucun caractère particulier qui
puisse la distinguer de l'iritis simple à marche chronique.
Quelques oculistes ont voulu voir un signe spécial dans la
forme de la pupille; mais cette déformation de la pupille,
agrandie en haut et en dedans, n'existe pas toujours dans
l'iritis syphilitique, et on peut la rencontrer dans l'iritis
simple. Le *testicule syphilitique*, que l'on a encore appelé *testicule vénérien* et qu'il ne faut pas confondre
avec l'orchite, ni avec les gommes du testicule, est un
engorgement qui semble formé par l'hypertrophie du
tissu fibreux; l'affection peut n'occuper que l'épididyme
ou que le testicule, mais le plus souvent elle les envahit
tous les deux, et l'épididyme paraît être enveloppé par le
testicule; enfin il y a habituellement en même temps
une hydrocèle plus ou moins développée de la tunique
vaginale.

Accidents tertiaires.

Après les manifestations de la seconde période de la syphilis, soit seule, soit suivie de cette période intermédiaire dont nous venons de parler, il y a ordinairement un nouvel arrêt de la maladie, arrêt d'une durée très-variable, après lequel peuvent apparaître de nouveaux accidents. Ces phénomènes syphilitiques tertiaires ne sont pas constants; on doit savoir qu'ils manquent assez souvent, et il y a un grand nombre de personnes qui ont eu la syphilis à la seconde période et qui n'ont jamais présenté d'accidents tertiaires, alors même que leur vie s'est prolongée jusqu'à une époque très-éloignée du début de la maladie.

Les affections qui se développent sous l'influence de la syphilis pendant la troisième période, peuvent avoir pour siége la peau, les muqueuses, les os, le périoste, les muscles, les viscères, enfin tous les tissus de l'économie. Nous rangeons dans la troisième période les affections viscérales, et, comme nous l'avons déjà dit, nous refusons d'en faire une quatrième période comme M. Bazin, parce qu'elles n'ont pas une époque d'apparition assez distincte, et parce qu'elles existent le plus souvent en même temps qu'une exostose, qu'une tumeur gommeuse ou que tout autre accident tertiaire.

Les manifestations tertiaires de la syphilis du côté de la *peau* sont des éruptions profondes, circonscrites, produisant des ulcérations lentes à guérir, et laissant après elles des cicatrices indélébiles et quelquefois des difformités.

Les *muqueuses* peuvent aussi être atteintes d'ulcérations profondes, qui, par leur marche envahissante, peuvent détruire tous les tissus jusqu'aux os et même les perforer : ainsi, le voile du palais et l'épiglotte peuvent être complétement détruits par ulcération et causer une dysphagie plus ou moins grave.

La syphilis tertiaire peut attaquer les os de plusieurs manières : la maladie a pu débuter par la peau, par une syphilide ulcéreuse perforante, ou par l'ulcération d'une muqueuse et s'étendre de là jusqu'aux os, ou bien le tissu osseux a été malade primitivement. Quel que soit le point de départ, on voit la *carie* à la face détruire le vomer, les cornets et la voûte palatine, faire communiquer la bouche avec les fosses nasales, ou amener l'affaissement de la racine du nez ; au larynx, elle détruit les cartilages, produit l'aphonie et quelquefois cause la mort par asphyxie. Les os peuvent présenter des *exostoses*, qui sont accompagnées habituellement de ces douleurs ostéocopes intolérables, se faisant sentir surtout pendant la nuit. Lorsque ce développement morbide du tissu osseux siége sur le crâne, il peut en résulter des accidents graves de compression sur le cerveau.

Des *tumeurs gommeuses* peuvent se développer dans les tendons, dans les muscles, dans la peau, dans le tissu cellulaire ; on les rencontre encore dans la langue, le testicule, les poumons, le foie et les centres nerveux.

La syphilis tertiaire peut produire des altérations diverses du côté du *système nerveux ;* des névralgies, des paralysies locales ou générales, des convulsions et même des troubles intellectuels peuvent se développer sous son influence. Quelquefois, à l'autopsie, on ne constate aucune lésion morbide pour expliquer les symptômes observés; cependant l'absence de lésion est surtout fréquente dans les accidents nerveux qui arrivent pendant la seconde période. Ceux de la troisième période sont, au contraire, le plus souvent accompagnés d'altérations diverses, telles que des tumeurs gommeuses développées dans le cerveau ou dans la moelle, des exostoses comprimant l'encéphale ou les nerfs, ou des transformations diverses des nerfs eux-mêmes ou de leur névrilème, comme dans les névromes syphilitiques. Les organes des sens peuvent aussi être attaqués : ainsi, la vue peut être perdue complétement ou en partie, soit par une lésion du nerf optique altéré ou comprimé, soit par un exsudat sur la rétine ou la choroïde, soit par une opacité du cristallin ou une fausse cataracte suite d'une iritis. Le sens de l'ouïe est quelquefois aboli par une altération du nerf auditif, ou par une carie du rocher qui envahit l'oreille moyenne ou l'oreille interne.

Enfin les manifestations tertiaires de la syphilis attaquent aussi les *viscères*. Dans l'axe cérébro-spinal, elles produisent, comme nous l'avons dit plus haut, la paralysie générale, l'aliénation mentale, des accès épileptiformes, etc., avec ou sans altérations anatomiques; dans le foie, il y a une transformation jaunâtre, avec hypertrophie du tissu fibreux, comme dans la cirrhose; dans les reins, une altération se rapprochant de la maladie de Bright, etc.

Pendant la première période de la syphilis, la santé générale n'éprouve aucune atteinte, la lésion étant toute locale. Avant la seconde période et pendant les accidents secondaires, ainsi que nous l'avons déjà dit, le malade peut ne présenter aucun phénomène général. Quelquefois il éprouve les symptômes que nous avons déjà décrits : des douleurs diverses, de la fatigue, du malaise et même de la fièvre ; on peut voir également se développer tous les symptômes de la chloro-anémie. Mais les troubles généraux graves n'arrivent guère que pendant la troisième période ; dans ces circonstances heureusement assez rares, la figure s'altère, la peau prend une teinte grisâtre ; il y a de l'inappétence, les digestions sont pénibles, la faiblesse musculaire survient, et l'amaigrissement fait de rapides progrès ; bientôt les fonctions digestives sont troublées, il y a des vomissements et de la diarrhée ; enfin il se manifeste une altération profonde de la nutrition qu'on a désignée sous le nom de *cachexie syphilitique*, état très-grave, car alors les médicaments spécifiques n'étant plus supportés, on est réduit le plus souvent à ne faire que la médecine des symptômes et à laisser la maladie continuer sa marche fatale.

Toutefois cette terminaison malheureuse est rare, et le plus habituellement on voit les malades atteints d'accidents tertiaires, même assez graves, conserver une bonne santé générale et éprouver rapidement les heureux effets du traitement spécifique.

DURÉE, MARCHE, TERMINAISONS.

Durée. — En faisant la description rapide des divers accidents qui se développent sous l'influence de la syphilis, nous n'avons pas parlé de la durée des différentes périodes, ni de celle des intervalles qui les séparent ; nous allons nous y arrêter un moment. Pour le chancre, sa durée moyenne est de quinze jours à six semaines; après sa cicatrisation, l'induration peut persister pendant un ou deux mois, lorsqu'elle a existé, car nous avons vu qu'elle pouvait manquer. Le chancre dure quelquefois plus long-temps encore; il se prolonge pendant plusieurs mois. Dans quelques cas, après être resté un certain temps sta-tionnaire, il se cicatrise spontanément au moment de l'apparition des accidents secondaires. Le chancre pha-gédénique persiste et s'étend pendant un temps beaucoup plus long, quelquefois pendant plusieurs années; mais alors c'est ordinairement un chancre simple, non infec-tant, et qui ne s'accompagne pas des symptômes consti-tutionnels de la syphilis.

La durée de l'incubation de la seconde période est va-riable; M. Ricord lui donne de six semaines à six mois, et il ajoute que tout individu qui, n'ayant pris aucun traitement, a dépassé ce dernier terme sans éprouver aucun accident, peut être considéré comme n'ayant pas la syphilis. Nous croyons que ce délai est trop court; en effet, nous avons vu des individus atteints d'accidents secondaires trois semaines après l'apparition du chancre, et d'autres, au contraire, ne les présenter qu'après être restés huit, dix et même douze mois avant d'avoir aucune autre manifestation. On ne doit donc pas poser la loi, qu'un individu n'aura pas la syphilis, s'il n'a éprouvé aucun symptôme pendant six mois; il faut attendre plus longtemps avant de le déclarer indemne.

La durée de la seconde période varie entre plusieurs mois et plusieurs années. En effet, on voit des individus être atteints d'accidents secondaires pendant deux ou trois mois et ne plus en présenter jamais; d'autres, au contraire, présentent des symptômes successifs pendant plusieurs années. Quelques malades passent rapidement aux accidents tertiaires, tandis que le plus grand nombre présentent des manifestations secondaires pendant un ou deux ans, et ont une nouvelle incubation avant que les accidents tertiaires apparaissent.

Cet intervalle entre la seconde et la troisième période est habituellement assez long; sa durée est très-variable : le plus ordinairement il s'écoule deux, trois, six, dix, vingt et même trente ans avant que les symptômes de la troisième période se développent; mais d'autres fois aussi, particulièrement dans la variété grave de syphilis que l'on a appelée *syphilis maligne*, il existe à peine un intervalle entre la seconde et la troisième période, et les accidents appartenant à l'une et à l'autre se succèdent rapidement. N'oublions pas de dire, d'ailleurs, que la troisième période ne doit pas arriver nécessairement, et que, pour un assez grand nombre d'individus, la syphilis se termine après la disparition des accidents secondaires.

La durée de la troisième période ne peut être fixée. En effet, on voit des individus ne présenter qu'un seul accident tertiaire et ne plus en avoir pendant tout le reste de leur existence, tandis que d'autres sont atteints de plusieurs manifestations à une, deux, cinq, dix, vingt et trente années d'intervalle. Aussi il est impossible d'affirmer qu'un individu qui a eu un symptôme quelconque de syphilis confirmée, ne présentera pas plus tard, à une époque indéterminée, un nouvel accident; en un mot,

on ne peut jamais avoir la certitude complète d'une guérison définitive.

Marche, terminaisons. — La marche de la syphilis est
le plus habituellement régulière, et le malade parcourt
successivement les diverses périodes en présentant un ou
plusieurs accidents de chacune d'elles. Un assez grand
nombre de malades cependant ne passent pas par toutes
les périodes : plusieurs, comme nous l'avons dit, ne présentent jamais d'accidents tertiaires. Mais est-il possible
d'observer les accidents de la troisième période sans
qu'ils aient été précédés de quelques symptômes secondaires? Cette question est assez difficile à résoudre : évidemment on trouve des accidents tertiaires chez des individus qui affirment n'avoir eu ni éruption cutanée, ni
affection des muqueuses, ni adénopathie; mais ces
manifestations étant souvent légères, presque toujours
indolentes, ont pu exister et être passées inaperçues.

La syphilis peut-elle se terminer par la guérison? Cette
terminaison, niée pendant longtemps, doit être admise
aujourd'hui devant les faits de réinfection syphilitique
dont nous allons bientôt parler; mais si la guérison est
possible, on ne peut jamais affirmer qu'elle existe, car,
comme nous l'avons déjà dit, il y a des individus syphilitiques, qui paraissent complétement guéris et qui présentent de nouveaux accidents tertiaires après quinze,
vingt, trente ans de santé parfaite. Quand un individu a
été atteint d'une affection appartenant à la troisième période, on ne peut être certain que tout est terminé, et
qu'un nouveau symptôme de ce degré ne viendra pas

encore se manifester, soit dans le tissu osseux, soit dans les viscères.

La syphilis peut se terminer par la mort. Il est rare qu'elle ait lieu pendant la seconde période ; mais dans la troisième, elle peut être causée, soit par l'abondance de la suppuration, soit par la cachexie syphilitique, soit par une affection viscérale.

La syphilis peut-elle récidiver? Pendant longtemps on a nié aux individus syphilitiques la possibilité de contracter de nouveau la syphilis, et M. Ricord a dit que l'on ne guérissait pas la syphilis, et que, par conséquent, un individu syphilitique, ne pouvant être atteint en même temps de la même maladie, ne pouvait l'avoir deux fois. Cette opinion était basée sur ce fait, qu'il n'y avait aucune observation bien authentique d'un individu qui, après avoir eu des accidents secondaires ou tertiaires, aurait contracté de nouveau un chancre infectant suivi de nouveaux accidents constitutionnels; mais des faits nombreux de récidive de la syphilis ont été observés dans ces dernières années, et l'on est obligé aujourd'hui d'admettre la possibilité d'une seconde infection ; ainsi, dans les *Archives générales de médecine* (juillet et août 1862), M. Diday a publié un mémoire *sur la réinfection syphilitique.* Dans ce travail, qui renferme 30 observations, il y en a 11 dans lesquelles les malades, après avoir eu un chancre et des accidents secondaires ou tertiaires, ont eu postérieurement un nouveau chancre infectant suivi de nouveaux accidents secondaires. Nous-même nous avons vu, dans notre service à l'hôpital Saint-Louis, cette année (1863) un fait intéressant :

un malade que nous avions traité, il y a quatre ans,
pour des accidents tertiaires, est venu réclamer nos soins
pour de nouveaux accidents secondaires succédant à
un chancre qu'il avait contracté pendant qu'il était
en traitement, quatre ans auparavant. Cette observation est remarquable par la possibilité de contracter un
chancre infectant pendant le traitement des accidents
tertiaires, et par la lenteur de l'incubation qui a existé
entre l'accident primitif et les accidents secondaires.
Tous ces faits prouvent donc que la syphilis peut quelquefois, mais rarement, se contracter une seconde fois,
et qu'il ne faut plus regarder comme impossible une nouvelle infection syphilitique. Ils prouvent encore que la
syphilis peut guérir; qu'elle peut, comme tous les autres
virus, être éliminée de l'économie qu'elle a contaminée, et
qui alors redevient apte à la contracter de nouveau. Ajoutons cependant que, dans ces cas de récidive, la seconde
infection paraît moins grave que la première.

Syphilisation. — C'est en se fondant sur l'opinion
qu'on ne peut plus être atteint par la syphilis, lorsqu'on
l'a eue une première fois, qu'on a fondé la doctrine de
la *syphilisation*. En inoculant la syphilis, et sous l'influence d'inoculations souvent répétées, on a prétendu
que cette maladie suivait une marche plus rapide, plus
bénigne, et que le malade, guéri bien plus promptement
et plus complétement, ne pouvait plus, par cela même
qu'il était *syphilisé*, être infecté de nouveau. De là, on a
établi la syphilisation préventive, abandonnée aujour-
d'hui par son auteur, et la syphilisation curative, qui serait appliquée à la guérison radicale de la syphilis et de

ses accidents divers. Nous ne voulons pas discuter à fond cette méthode thérapeutique, laquelle est adoptée depuis plusieurs années à Christiania comme traitement habituel de la syphilis. M. Boëck, dont l'autorité est grande en matière de syphilis et de maladies cutanées, a publié des documents nombreux qui semblent prouver l'innocuité et l'avantage de la syphilisation. A Paris, M. Auzias-Turenne dit également l'avoir souvent employée avec succès, et il avance que les accidents qui ont été signalés de son emploi dépendent de la manière défectueuse dont elle avait été appliquée. Pour notre part, nous serions mal venu pour juger définitivement une méthode que nous n'avons jamais employée et que nous n'avons jamais vu appliquer ; mais, en face des accidents graves que nous avons observés une fois chez un individu syphilisé et qui avait le corps littéralement couvert d'ulcères profonds et rebelles, nous croyons ne pouvoir mieux faire que de conseiller de s'abstenir d'un moyen aussi dangereux dans une maladie qui cède ordinairement à une thérapeutique bien moins dangereuse et dont les conséquences sont bien moins graves.

ÉTIOLOGIE.

Nous avons dit que la syphilis était une maladie constitutionnelle, qui pouvait être introduite dans l'économie de trois manières : par contagion, par inoculation et par hérédité. Comme l'inoculation n'est qu'une contagion artificielle, nous n'y insisterons pas, et nous ne nous occuperons que de la contagion et de l'hérédité, comme causes de l'infection syphilitique.

1° CONTAGION. — La contagion s'opère par le contact d'une muqueuse ou de la peau avec une partie atteinte d'une affection syphilitique. Les auteurs ne sont pas d'accord sur la question de savoir si la dénudation du derme est indispensable pour permettre la contagion : les uns croient qu'elle est indispensable pour la peau, mais qu'elle ne l'est pas pour les muqueuses ; M. Cullerier croit qu'elle l'est également pour les muqueuses ; il admet qu'une femme non syphilitique peut recevoir sur sa muqueuse vaginale intacte du virus syphilitique, le conserver et le transmettre à un autre individu qui en sera infecté, s'il présente des conditions favorables d'absorption, tandis qu'elle-même reste saine et sauve ; et il appuie son opinion sur les expériences qu'il a faites à l'hôpital de Lourcine, où il déposait du pus syphilitique sur la muqueuse vaginale des femmes, et le laissait quelque temps sans les infecter. Malgré ces faits, nous ne sommes pas persuadé qu'il soit toujours nécessaire que le derme soit dénudé pour permettre au virus de s'introduire dans l'économie.

Le coït n'est pas le seul acte dans lequel on puisse contracter la syphilis ; il est établi d'abord que des médecins et des sages-femmes, ayant une écorchure au doigt, ont eu un chancre après avoir touché une femme contaminée ; d'autres fois, et nous en avons vu des exemples, la maladie a eu pour point de départ le dépôt d'un peu de pus virulent sur l'angle de l'œil, sur le nez ou la bouche, par le moyen d'un doigt qui en était imprégné.

On doit savoir que tous les points du corps peuvent être le siége d'un chancre, la porte d'entrée de la syphilis.

Aussi il faut examiner avec soin toutes les ulcérations placées dans les endroits les plus insolites pour ne pas les confondre avec des ulcérations simples. C'est faute d'avoir constaté ce siége insolite du chancre, qu'on a commis de nombreuses erreurs, relativement à l'accident primitif méconnu et nié obstinément.

Quels sont les accidents qui peuvent transmettre la syphilis par le contact ?

Pour les uns, nous nommerons entre autres M. Cazenave et son école, toutes les maladies vénériennes, blennorrhagie, chancre, plaques muqueuses, peuvent donner la syphilis, et le résultat ultérieur du contact dépend de l'individu qui subit la contagion. Ainsi, un homme atteint d'une blennorrhagie, et qui aurait des rapports avec trois femmes, peut donner une blennorrhagie à la première, un chancre à la seconde des plaques muqueuses à la troisième ; une femme portant un chancre peut donner au premier homme un chancre mou, au second un chancre induré, au troisième une blennorrhagie, au quatrième la syphilis d'emblée, etc. Dans cette doctrine, on admet entre tous les accidents vénériens une parité qui ne peut se soutenir devant des faits bien observés. Aussi, dans l'état actuel de la science, la plupart des auteurs rejettent la blennorrhagie simple, sans chancre uréthral, en dehors des affections qui peuvent donner la syphilis ; de même que plus haut nous n'avons pas admis que la blennorrhagie simple puisse être l'accident primitif de l'infection syphilitique, de même nous refusons à cette affection le pouvoir de communiquer, par le contact, la maladie à une autre personne.

Nous avons admis qu'il y avait deux espèces de chancres, le chancre mou et le chancre induré, et que tous les deux pouvaient être le premier accident de la syphilis et être suivis d'accidents secondaires ; mais que, tandis que la vérole était la règle après le chancre induré, elle était l'exception après le chancre mou. Maintenant, tous deux peuvent-ils transmettre la syphilis par contagion ? M. Ricord et son école, qui maintenant admettent deux virus bien distincts, le virus chancreux et le virus syphilitique, veulent que toujours la source de la syphilis soit un chancre induré, et que le chancre mou ne donne jamais lieu qu'à un chancre mou non suivi d'accidents constitutionnels. Nous croyons que la question n'est pas encore suffisamment éclaircie, et que l'on doit rester dans le doute, sans admettre une distinction aussi absolue. Nous avons admis que le chancre mou pouvait quelquefois être suivi d'accidents secondaires, c'est-à-dire être infectant ; nous croyons également que le contact d'une ulcération semblable peut sur une autre personne donner naissance tantôt à un chancre infectant induré, tantôt à un chancre simple

La faculté contagieuse du chancre serait, selon Hunter et M. Ricord, plus prononcée au début ; ces auteurs n'admettent la contagion que dans les périodes de progrès et d'état, et non dans celle de réparation ; ils affirment que, dans cette dernière période, le danger de communiquer la syphilis n'existe plus. M. Auzias-Turenne, au contraire, professe que le chancre est contagieux pendant toute sa durée, même alors que l'ulcération a fait place à une simple induration. Nous croyons que cette proposition est assez fondée : en effet, avec un chancre ulcéré, et à

la période de progrès ou à celle d'état, par des raisons
inutiles à détailler, le malade est peu porté au coït ; à la
période de réparation au contraire, la douleur est calmée,
l'ulcération est cicatrisée, et le malade est d'autant plus
disposé aux rapports sexuels qu'il en a été privé plus
longtemps. Si l'on admettait l'opinion de M. Ricord, et si
les rapports vénériens n'étaient dangereux qu'aux deux
premières périodes du chancre, il y aurait beaucoup
moins d'individus contaminés.

Pour nous résumer, nous admettons que la source où
a été puisée la syphilis peut être un chancre induré, un
chancre mou, ou même un chancre en réparation.

Mais le chancre est-il la seule source de la syphilis ?
M. Ricord et quelques-uns de ses élèves ont longtemps
considéré le chancre comme pouvant seul donner la
syphilis, mais de nombreux faits sont venus ébranler
cette doctrine, et M. Ricord lui-même a fini par admettre que, dans certains cas, la syphilis pouvait pro-
venir de la contagion des accidents secondaires. Des expériences ont été entreprises par Vidal, Waller (de Prague),
William Wallace, Rinecker, MM. Cazenave et Langlebert;
assez récemment, M. Gibert a fait avec succès plusieurs
inoculations au moyen du liquide provenant d'accidents
secondaires, et M. Rollet a réuni un assez grand nombre
d'exemples semblables dans son *Traité sur la syphilis*.
Du reste, ces expériences étaient superflues; les faits cliniques pouvaient éclairer la question, et la contagion des
plaques muqueuses était, pour bien des praticiens, un
fait incontestable. La propagation de la maladie de la
bouche de l'enfant au mamelon de sa nourrice était un
exemple trop souvent répété pour qu'on ne dût pas l'ad-

mettre; et chez les adultes, on avait cité plusieurs faits
dans lesquels la contagion semblait bien avoir eu lieu au
moyen du contact avec des plaques muqueuses. Pour
notre part, dans deux cas que nous avons bien observés
et bien suivis, nous avons vu un enfant ayant des plaques
muqueuses à l'anus, donner un chancre sur l'avant-bras
de la personne qui le portait, laquelle a présenté ensuite
des accidents de syphilis confirmée. Tous ces faits nous
portent à conclure que l'on doit admettre la contagion
par les plaques muqueuses; cette contagion, moins fréquente que celle par le chancre, vu la multiplicité des
rapports sexuels avec des plaques muqueuses, se présente
cependant encore assez souvent. Parmi les autres accidents secondaires, on peut admettre la contagion par les
syphilides humides, mais elle est encore un sujet de doute
par les syphilides sèches.

Quant à la contagion par les accidents tertiaires, jusqu'à présent il n'y a dans la science aucun fait authentique qui la prouve; et l'on peut croire que le liquide
fourni par la suppuration des ulcères appartenant à cette
période n'est pas doué de propriétés contagieuses.

La contagion de la syphilis par le *sang* a été niée par
Hunter et par M. Ricord. Dans ces dernières années, on
a fait quelques expériences pour prouver cette faculté
contagieuse. Waller, de Prague (1850), a fait des scari-
fications sur la cuisse gauche d'un scrofuleux, et il a
pansé la plaie avec de la charpie imbibée du sang d'une
jeune femme arrivée à la seconde période de la syphilis;
un chancre s'est développé et, soixante-cinq jours après,
apparut une roséole suivie d'une éruption papulo-tuberculeuse. Un médecin, désigné sous le nom de l'*anonyme*

du Palatinat, a fait (1856) la même expérience sur neuf individus, et trois eurent des accidents syphilitiques : c'étaient les trois dont les plaies plus larges avaient été frottées plus longtemps avec du sang.

La contagion de la syphilis par la vaccine semble encore prouver l'influence contagieuse du sang : les observations du vétérinaire B..., du docteur Hubner, de Marcolini et de Cerioli, rapportées dans le mémoire de M. Viennois (1), nous montrent de véritables épidémies de syphilis transmise aux enfants par la vaccination, et communiquée ensuite des enfants à leurs mères et à leurs nourrices ; et dans ces faits, suivant le même M. Viennois, la propagation serait due à ce que la lancette du vaccinateur aurait été chargée de sang en même temps que de liquide vaccinal. Mais pourquoi le vaccin ne serait-il pas aussi infecté et aussi infectant que le sang ?

Jusque dans ces derniers temps cependant, aucune expérience n'avait été faite avec assez de garantie, et celles citées plus haut n'avaient pas présenté assez de certitude pour entraîner la conviction. M. le docteur Pierre Pellizari, professeur à l'école de médecine de Florence, recommença, en 1860, les tentatives de l'inoculation avec du sang syphilitique. Au mois de janvier, sur une femme de vingt-deux ans n'ayant pris aucun traitement spécifique, présentant comme accidents secondaires des plaques muqueuses ulcérées à la vulve et aux amygdales, une syphilide papuleuse, des adénopathies cervicales et inguinales, et ayant à l'anus un chancre induré en voie de cicatrisation, il prit du sang au moyen

____

(1) *Archives génér. de méd.*, 1860, t. VI, p. 641; t. VII, p. 32 et 297.

du scarificateur appliqué à la région hypochondriaque droite indemne de toute éruption, il en imprégna de la charpie, et il l'appliqua sur une surface dénudée du bras de deux médecins. On ne l'enleva que quarante-huit heures après. Depuis vingt-quatre mois, aucun phénomène ne s'est manifesté.

Mais, ne se contentant pas de ce fait négatif, M. Pellizari recommença devant les auditeurs de sa clinique, le 3 février 1862, cette expérience sur trois jeunes docteurs indemnes de tout accident syphilitique. Le sang fut pris par une saignée sur une femme de vingt-cinq ans, enceinte de six mois, et présentant les adénopathies inguinales et cervicales, des plaques muqueuses à la vulve et à l'anus, de la roséole sur le corps et des pustules dans les cheveux. On appliqua de la charpie imbibée de ce sang sur une surface dénudée au bras de chaque médecin ; le sang était encore chaud quand il fut appliqué sur le premier, au second il était froid, au troisième il était froid et coagulé. Les deux derniers médecins n'éprouvèrent rien de particulier. Chez le premier, au bout de vingt-huit jours, le 3 mars, apparut une papule qui, d'abord sèche, se recouvrit d'une croûte, et alors se manifesta l'engorgement indolent des ganglions axillaires. Le 22 mars, la croûte tomba et l'on vit un chancre avec tous ses caractères et sa base indurée. Le 4 avril, au cinquante-huitième jour, céphalée et adénopathies cervicales ; le 12 avril, apparition de la roséole et, le 22, d'une syphilide papuleuse.

Nous avons cru devoir rapporter ce fait avec quelques détails, à cause de son importance ; en effet, jusqu'ici toutes les expériences n'ayant pas eu une publicité suffi-

sante, pouvaient ne pas paraître concluantes ; tandis que
ce fait prouve d'une manière évidente que le sang d'un
individu atteint de syphilis à la seconde période, peut,
par son contact et sur une surface dépouillée d'épiderme,
donner la syphilis à un individu indemne de toute infection antérieure. De là la conclusion qu'un homme qui,
à l'époque des règles, aura des rapports avec une femme
syphilitique, mais ne présentant alors aucun accident
apparent, pourra, s'il a une écorchure, contracter la
syphilis. De là encore l'explication de ces faits de contagion de la syphilis par le doigt, en touchant, pendant
leurs règles ou leurs couches, des femmes ne présentant
aucun accident syphilitique local ; ou encore de ces con-
tagions par la vaccine, en chargeant la lancette de vaccin
mêlé de sang pris sur un enfant syphilitique, et en inoculant ce mélange à des sujets sains.

On s'est aussi demandé si le *lait* pouvait transmettre la
syphilis, et si un enfant présentant une écorchure aux
lèvres ou dans la bouche, pourrait ainsi être infecté.
Jusqu'à présent il n'existe aucun fait qui prouve la propriété contagieuse du lait. Lorsqu'une nourrice donne la
syphilis à un enfant, la contagion a presque toujours
lieu par des plaques muqueuses qu'elle a aux seins, aux
lèvres ou à tout autre endroit avec lequel l'enfant peut
être mis en contact.

2° HÉRÉDITÉ. — La syphilis peut se transmettre par
hérédité, et alors les enfants présentent en naissant des
accidents syphilitiques ou, ce qui est plus commun, la
maladie ne se développe chez eux que plusieurs semaines
ou même plusieurs mois après leur naissance. Mais dans

cette transmission héréditaire, que personne ne révoque en doute, nous trouvons plusieurs questions accessoires que nous devons indiquer.

Lorsque le père seul est syphilitique et que la mère est saine, MM. Cullerier et Notta croient que l'enfant n'est pas infecté; nous pensons, au contraire, avec MM. Trousseau, Depaul, Diday, etc., que le père peut infecter ses enfants. Des faits positifs prouvent, en effet, l'influence du père malade sur l'enfant, la mère restant saine; et l'on ne peut rejeter l'influence morbide du père, lorsqu'on voit dans les animaux le mâle avoir une influence prépondérante sur les produits. Nous croyons aussi que la syphilis chez le père est une cause fréquente d'avortement par le peu de vitalité du fœtus.

Quelques auteurs admettent que le père peut procréer un enfant syphilitique qui, à son tour, infecte sa mère pendant qu'il est encore dans l'utérus : la mère, dans ce cas, ne présenterait jamais d'accident primitif, la syphilis débuterait chez elle par des accidents secondaires. Jusqu'à ce jour, cette opinion n'est établie sur aucun fait authentique. Pour expliquer la syphilis de la mère, il est plus simple, au lieu d'invoquer l'infection par le fœtus, de croire qu'elle a contracté directement la maladie du père, et que l'accident primitif est passé inaperçu.

Lorsque la mère est syphilitique, le père étant sain, l'enfant peut naître syphilitique ; nous disons *peut* naître, car, dans tous ces cas, même lorsque les deux parents ont la syphilis, l'enfant n'est pas nécessairement infecté. L'influence des parents est en rapport avec l'âge de leur maladie : plus leur syphilis est ancienne, plus il y a de chances pour que l'enfant échappe à l'infection.

Si la mère, saine au moment de la conception, a contracté la syphilis pendant sa grossesse, infectera-t-elle son enfant? M. Ricord croit que, pour que l'infection ait lieu, il faut que la femme devienne syphilitique pendant les six premiers mois de la grossesse, parce que plus tard l'enfant serait assez fort pour résister à l'influence du virus. M. Cullerier croit que l'infection a toujours lieu, quelle que soit l'époque où la mère devient malade. Nous nous rangeons à cette opinion, parce que nous ne croyons pas qu'un enfant soit jamais assez fort pour résister au virus syphilitique, et parce que nous avons vu des faits qui démentent la première opinion. Cependant nous devons dire que, plus l'infection de la mère sera près du moment de la conception, plus les conséquences de l'infection seront graves pour l'enfant, car la syphilis du fœtus a une marche très-rapide; et si l'enfant a été infecté de bonne heure, il peut mourir avant terme dans le sein maternel, ou naître avec des accidents viscéraux qui compromettront promptement l'existence.

Dans quelques cas heureusement rares, la mère, atteinte au moment de l'accouchement d'un chancre ou de plaques muqueuses à la vulve, peut infecter l'enfant au passage. Mais nous ne nous arrêterons pas à ces faits, car alors la syphilis n'est pas véritablement héréditaire, elle est transmise par contagion.

Quelques auteurs admettent que des parents syphilitiques peuvent donner naissance à des enfants exempts de syphilis, mais scrofuleux. Dans ces exemples qu'on ne peut récuser, la scrofule des enfants n'est pas le résultat direct de la syphilis des parents, car une maladie constitutionnelle ne peut pas se transmettre en une autre;

mais la syphilis peut produire chez les parents une détérioration de la santé telle, que les enfants naissent scrofuleux, ainsi qu'il arrive pour toutes les circonstances dans lesquelles les parents sont débilités par une cause quelconque.

3° CAUSES OCCASIONNELLES. — Jusqu'ici nous n'avons parlé que de la contagion, de l'inoculation et de l'hérédité, parce que ce sont les seules causes qui peuvent produire l'infection syphilitique. Mais si les causes occasionnelles n'ont aucune influence sur la production de la syphilis elle-même, elles agissent sur les manifestations syphilitiques dont elles peuvent favoriser l'apparition. Ainsi, les accidents secondaires et tertiaires ont la syphilis comme cause première et essentielle, et ils peuvent se manifester par l'évolution naturelle de la maladie; mais dans un certain nombre de cas, l'apparition de ces accidents est déterminée, à un moment donné, par une cause occasionnelle, tels sont, par exemple, les bains sulfureux ou les bains de vapeur, qui provoquent souvent la manifestation d'une syphilide; nous avons vu, cette année, une roséole se développer après les frictions du traitement de la gale. La fatigue, la misère, les chagrins, les émotions morales, peuvent exercer la même influence sur le développement des divers accidents, qu'ils appartiennent à la seconde ou à la troisième période. Nous avons vu un homme, ayant eu un chancre vingt-cinq ans auparavant, présenter une syphilide tardive et grave quinze jours après un naufrage, dans lequel il était resté plusieurs heures entre la vie et la mort.

TRAITEMENT.

Commençons par dire que la syphilis peut guérir spontanément : lorsque le malade se trouve dans de bonnes conditions hygiéniques, la maladie suit la marche normale ; elle présente des accidents secondaires ; plus tard, un ou plusieurs phénomènes tertiaires peuvent apparaître, et l'on peut voir tous ces accidents se terminer par la guérison sans qu'on ait employé de traitement. Cependant, comme il est assez rare que les manifestations syphilitiques se guérissent aussi facilement, et comme on ne peut savoir s'il ne surviendra pas quelques affections plus graves, on ne doit pas trop compter sur la guérison spontanée ; et nous pensons que, dans la plupart des cas, il est préférable de soumettre les individus syphilitiques à un traitement rationnel. Seulement, dans les cas où les affections sont légères, chez les individus qui supportent mal les médicaments, il est bon de savoir qu'on peut s'en abstenir sans grand dommage pour les malades.

Nous ne parlerons pas du traitement local que peuvent réclamer les différentes affections développées sous l'influence de la syphilis, parce que cela nous entraînerait au delà du sujet de notre cours ; et, quant aux indications spéciales que réclament les syphilides, nous les donnerons après avoir tracé la description de ces éruptions. Nous nous bornerons donc à parler ici du traitement général.

A propos de la thérapeutique de la syphilis, une première question qui se présente est celle de savoir s'il y a quelque moyen d'empêcher la maladie de se développer une fois qu'il existe déjà un phénomène primitif. M. Ricord a professé longtemps cette opinion, qu'un chancre ne produit jamais l'infection, s'il est fortement cautérisé dans les quatre premiers jours de son apparition. Au premier abord et théoriquement, cette proposition paraît peu admissible : en effet, si l'on admet, comme les inoculations le démontrent, que le chancre est précédé lui-même d'une période d'incubation, et que l'économie est déjà infectée lorsque l'ulcération paraît, la cautérisation que l'on pratique alors doit être inutile; de plus, depuis que cette opinion a été formulée, des faits cliniques sont venus la contredire : MM. Diday et Langlebert ont vu des chancres, cautérisés au troisième et même au second jour, être suivis plus tard d'accidents secondaires. On doit croire que ce qui a induit en erreur M. Ricord et M. Sigmund (de Vienne), c'est qu'ils ont cautérisé des chancres simples à une période où l'on ne peut les distinguer des chancres infectants, l'induration ne se montrant que plus tard. Il est bien établi aujourd'hui que la cautérisation du chancre, ni aucun traitement local ne peut enrayer le cours de la maladie; ajoutons que le mercure lui-même, donné dans la première période de la syphilis, n'empêche en rien le développement des accidents consécutifs, et qu'il n'a aucune action préventive, ni lui, ni aucun autre médicament.

Pendant la *première* période de la syphilis, contre l'accident primitif, on se contentera d'employer soit des émollients, des cataplasmes, des bains lorsqu'il existe quelques signes d'inflammation, soit quelques lotions excitantes, telles que le vin aromatique, l'eau blanche, l'eau chlorurée, etc. Du reste, le plus habituellement, la guérison du chancre survient spontanément, sans que le traitement local hâte ou favorise beaucoup sa cicatrisation.

Lorsque l'induration est arrivée, lorsque l'engorgement ganglionnaire indolent est manifeste, on est déjà à la *seconde période*. Quelques auteurs, sans aller aussi loin que ceux qui donnent des préparations mercurielles à l'intérieur contre tous les accidents vénériens qu'ils soient syphilitiques ou non, veulent que l'on donne du mercure dès que l'induration et la pléiade ganglionnaire existent; d'autres, au contraire, préfèrent attendre l'apparition des syphilides et des plaques muqueuses pour être certains que le malade a bien la syphilis. Quant à nous, nous sommes d'avis de donner les médicaments spécifiques dès l'apparition des premiers symptômes de l'infection. Nous espérons de cette manière, sinon prévenir les accidents ultérieurs, au moins retarder leur manifestation et peut-être en adoucir l'expression. Mais dans les cas douteux, alors que l'induration est peu prononcée, lorsque la pléiade ganglionnaire indolente est peu manifeste, et, à plus forte raison, quand le chancre est mou et qu'on n'en a pas reconnu la nature par l'inoculation sur le sujet, on doit attendre l'apparition d'une syphilide pour commencer le traitement.

Dans la *seconde période* de la syphilis, le vrai médicament spécifique est le *mercure* : que l'on emploie le protoiodure en pilules, le bichlorure en pilules ou en solution comme dans la liqueur de Van Swieten, ou le mercure uni à l'axonge comme dans les pilules de Sédillot, ou toute autre préparation, on en retirera toujours de très-bons résultats. Il n'y a entre les diverses formules mercurielles que de légères différences : la liqueur de

Van Swieten semble troubler davantage les fonctions digestives, le protoiodure fait saliver plus facilement; aussi donnons-nous habituellement la préférence aux pilules de Sédillot, qui paraissent être mieux supportées, mais sans nous prononcer exclusivement contre les autres préparations. Quant aux doses, nous sommes d'avis de ne pas les exagérer; il faut donner ces médicaments de manière qu'ils ne déterminent aucun trouble morbide; ainsi, s'il survient de la salivation, des troubles gastriques ou de la diarrhée, on doit tout de suite suspendre l'usage du mercure, traiter la complication, et, lorsqu'elle aura disparu, on prescrira de nouveau le médicament spécifique à une dose moins élevée. Les doses qui nous ont paru le mieux convenir aux malades, sans produire aucun accident, sont : une, deux ou trois pilules de Sé·dillot; une, deux ou trois pilules de protoiodure à la dose de 2 centigrammes et demi, ou une à deux cuillerées de liqueur de Van Swieten.

On a encore vanté comme antisyphilitiques, un grand nombre de médicaments, et particulièrement les préparations d'or préconisées par Chrétien (de Montpellier), les décoctions et les sirops sudorifiques; mais ces médicaments sont aujourd'hui abandonnés à cause de leur peu d'efficacité.

L'iodure de potassium ne doit certainement pas être considéré comme un spécifique pendant cette seconde période; cependant les iodures, et particulièrement l'iodure de potassium, ont une action très-puissante contre les céphalées et les douleurs rhumatoïdes; administré à la dose de 1 à 2 grammes par jour, l'iodure de potassium les fait disparaître en deux ou trois jours, tandis

que le mercure ne les calme que plus longuement, et
que souvent même il est impuissant à les adoucir. Les
iodures de potassium et de fer, dans la seconde période de la syphilis, ne s'adressent donc pas à la maladie,
mais à un symptôme spécial seulement ; aussi il est inutile de les continuer longtemps après la disparition des
douleurs qui ont motivé leur administration. Quant à la
pratique qui semble être adoptée aujourd'hui par quelques médecins, et qui consiste à prescrire de l'iodure de
potassium à la fin d'un traitement mercuriel, dans le but
théorique de détruire le mauvais effet du mercure sur
l'économie, nous avouons que nous ne l'avons jamais
suivie, et que nous ne nous en sommes pas mal trouvé.

Dans la *troisième période* de la syphilis, l'*iodure de
potassium* est le médicament spécifique par excellence ; il
a alors encore plus d'action que le mercure pendant la
seconde période. On le donne à la dose de 1 à 3 grammes
par jour dans une tasse de tisane. Quelques médecins
élèvent la dose de ce médicament jusqu'à 10 et
20 grammes ; nous croyons que ces hautes doses sont
inutiles, elles fatiguent le malade et la guérison n'est pas
plus rapide qu'avec une faible dose. Ce n'est que dans les
cas d'ulcérations très-rebelles, que nous avons été quelquefois obligé d'élever la dose jusqu'à 6 ou 8 grammes ;
mais le plus ordinairement nous obtenons le résultat
voulu, ainsi que nous le disions tout à l'heure, avec 1, 2 et
au plus 3 grammes en vingt-quatre heures.

Nous avons l'habitude d'ailleurs de donner concurremment une préparation mercurielle ; nous avons remarqué que la guérison est alors plus rapide que si l'on emploie l'iodure de potassium seul. Quelques médecins qui

administrent aussi les deux médicaments contre les accidents tertiaires, les réunissent ensemble dans une même préparation. Nous croyons qu'il est préférable de les donner séparément : un gramme d'iodure de potassium matin et soir, une ou deux pilules de Sédillot dans la journée, telle est notre prescription habituelle.

Si le plus souvent on peut ordonner les médicaments spécifiques, et si l'on en retire de bons résultats, il y a des cas où l'on ne peut les administrer. Ainsi, lorsque les malades sont affaiblis, débilités, lorsqu'ils présentent quelques symptômes de la diathèse scrofuleuse, le mercure est souvent plus nuisible qu'utile ; il faut alors rejeter ce médicament, et attaquer la maladie indirectement, en agissant sur la constitution au moyen de l'huile de foie de morue, des préparations de fer et de quinquina, etc., et en conseillant des moyens hygiéniques qui agissent dans le même sens. C'est surtout lorsque les malades sont arrivés à la cachexie syphilitique, que les médicaments spécifiques doivent être proscrits ; car alors, au lieu de guérir, ils aggravent encore l'état général. On ordonne alors l'iodure de fer, le quinquina, un régime fortifiant, une bonne hygiène ; si la cachexie est avancée, on insiste surtout sur le régime alimentaire, et l'on donne en outre de l'opium, de la thériaque, du diascordium. Plus tard, lorsque l'état général est meilleur, lorsque les forces sont revenues, et surtout lorsque l'appareil digestif le permet, on peut alors prescrire de nouveau les spécifiques.

On a beaucoup vanté, dans le traitement de la syphilis, l'usage des sudorifiques ; beaucoup de médecins, parmi lesquels nous citerons Lagneau, ont admis leur action curative. Nous n'y croyons pas, nous regardons ces médicaments comme ayant peu de valeur, et s'il nous arrive quelquefois de prescrire une tisane de salsepareille, c'est plutôt par habitude que par une confiance raisonnée en leur efficacité.

Dans les cas de syphilis rebelle, alors que le mercure et les iodures n'ont pas amené la guérison des accidents, ou alors que leur action favorable est très-lente, on trouve de ons auxiliaires dans les *eaux minérales*. On conseille surtout alors les eaux sulfureuses, telles que celles de Baréges, de Luchon, d'Ax, d'Uriage, d'Aix-la-Chapelle, d'Enghein, etc. En même temps que le malade est soumis au traitement thermal, on doit lui continuer les spécifiques, dont l'usage sera suivi des meilleurs résultats. Au contraire, chez les malades fatigués par un traitement spécifique prolongé, on doit cesser ce traitement, chercher à fortifier la constitution par les eaux, et plus tard on pourra reprendre avec avantage le mercure ou les iodures, lesquels auront alors une efficacité réelle.

N'omettons pas que, pendant le cours de la syphilis, surtout au moment où sévissent les diverses manifestations, il faut apporter un soin extrême aux précautions hygiéniques. Ainsi, le malade devra être soumis à un régime très-fortifiant, composé principalement de bon vin et de viande, pour lutter contre l'action débilitante de la maladie, et aussi contre l'action altérante des médicaments. On devra surveiller l'habillement; le malade ne devra pas être trop couvert, parce que la trop grande chaleur peut déterminer l'apparition d'une syphilide, mais il devra également éviter avec soin le froid, qui peut faire apparaître d'autres manifestations. Enfin, les excès de tous genres doivent être proscrits, d'abord parce qu'ils débilitent l'économie qui est déjà assez faible, et ensuite parce qu'ils peuvent amener la manifestation de nouveaux accidents syphilitiques.

CHAPITRE V

DES SYPHILIDES.

Par le mot *syphilides* nous entendons les maladies cutanées qui se développent sous l'influence de la syphilis.

Les auteurs qui admettent l'antiquité de la syphilis, ont cru reconnaître le caractère spécifique dans certaines maladies cutanées, dont les descriptions nous ont été laissées par les auteurs anciens, et ils ont pensé que les syphilides ont été souvent confondues avec la lèpre, qui a disparu en Europe à peu près complétement à l'époque de l'apparition de la syphilis. Sans revenir sur toutes les raisons que nous avons données plus haut comme preuves de la première apparition de la syphilis à la fin du xvᵉ siècle, nous ferons remarquer que ces descriptions des auteurs anciens, invoquées comme preuves de l'ancienneté de la syphilis, sont très-confuses, tandis que celles dues à Fallope, à Massa, à Fracastor, sont si exactes, si nettes, que l'on peut encore aujourd'hui reconnaître très-facilement les maladies dont ils parlent. Il est vrai que ces éruptions avaient à cette époque une intensité que l'on ne rencontre plus que très-rarement; mais malgré ce degré de gravité, leurs caractères sont très-tranchés, et de plus les auteurs qui ont assisté à l'apparition de la syphilis, ont tous regardé ces éruptions comme des maladies nouvelles et non encore décrites.

Pendant longtemps, aucun travail spécial ne fut entrepris sur les manifestations cutanées de la syphilis, et les syphilides furent étudiées au milieu des autres maladies de la peau. Willan et Bateman eux-mêmes, attachant trop d'importance à la lésion élémentaire, et ne divisant pas les maladies cutanées d'après leur nature, ne surent pas séparer des autres maladies cutanées celles dues à la syphilis, et en faire une classe particulière.

En l'an X, Trappe, interne des hôpitaux, publia un mémoire sur les affections cutanées syphilitiques ; il les divisa en pustules vénériennes et en excroissances, et il sut comprendre presque toutes les syphilides dans les sept espèces qu'il établit, d'après les caractères les plus saillants de ces éruptions. Vers la même époque, Lagneau fit paraître sa thèse inaugurale sur les éruptions vénériennes ; sa classification se rapproche beaucoup de celle de Trappe. En 1820, Cullerier l'Ancien publia, dans le *Dictionnaire des sciences médicales*, un article sur les éruptions vénériennes, qu'il appela encore *pustules vénériennes;* il admit des pustules ulcéreuses, des pustules tuberculeuses, des pustules formiées, galeuses, croûteuses, etc.

Tous ces travaux vinrent mettre un peu d'ordre dans les éruptions syphilitiques, mais ils étaient encore trop incomplets. Alibert lui-même fit faire peu de progrès à cette étude ; il conserva les onze espèces de Cullerier, mais il eut le mérite de changer le nom impropre de *pustules* en celui de *syphilides*, dénomination qui est restée dans la science, parce qu'elle indique la véritable nature de ces éruptions.

Le véritable progrès dans l'étude des éruptions vénériennes est dû à Biett, médecin de l'hôpital Saint-Louis, en même temps qu'Alibert. Biett, acceptant le mot de *syphilides* créé par son collègue, et rejetant les formes secondaires admises par Cullerier, décrivit les diverses éruptions syphilitiques en les classant, d'ailleurs, selon la méthode de Willan, d'après leurs lésions élémentaires. Il admit ainsi une syphilide exanthématique, une syphilide vésiculeuse, une syphilide bulleuse, une syphilide pustuleuse, une syphilide tuberculeuse, une syphilide papuleuse, et une syphilide squameuse. Il donna surtout une description parfaite des caractères généraux des syphilides, et traça de main de maître le diagnostic précis des diverses espèces. Cet illustre médecin éleva l'étude des manifestations cutanées de la syphilis à un tel point, que l'on a ajouté peu de chose à ses travaux. Quelques additions furent dues cependant à ses élèves, MM. Cazenave, Legendre, Bassereau, et aussi aux médecins représentant l'école de Lyon, MM. Diday et Rollet.

Aujourd'hui, grâce à ces nombreux travaux, l'étude des syphilides est l'une des plus avancées de la dermatologie, et tous les médecins les regardent comme les maladies cutanées les mieux connues relativement au diagnostic et au traitement. En effet, ces éruptions se montrent avec des caractères si tranchés, que le diagnostic offre peu de difficulté au médecin possédant quelques connaissances en pathologie cutanée, et le traitement est bien tracé comme celui de toutes les maladies que l'on guérit habituellement avec des spécifiques.

Dans notre étude sur les manifestations cutanées de la syphilis, nous allons d'abord exposer les caractères généraux qui donnent aux syphilides, quels que soient leur forme et leur siége, une physionomie particulière qui les fait facilement distinguer, dans la plupart des cas, des autres éruptions cutanées ; puis, nous entrerons dans l'étude des variétés particulières des espèces, et nous finirons par les indications thérapeutiques que peuvent réclamer certaines variétés.

CARACTÈRES GÉNÉRAUX DES SYPHILIDES.

Nous avons dit que les éruptions syphilitiques se présentaient avec des caractères généraux si tranchés, que dans la plupart des cas on les reconnaissait facilement. Ces caractères, communs à toutes les variétés de syphilides, doivent être recherchés dans l'association et le mélange de plusieurs espèces, dans la coloration et la forme des éruptions, dans les phénomènes secondaires (squames, croûtes, ulcérations et cicatrices), dans le siége habituel, dans les phénomènes locaux et généraux, dans les affections concomitantes, et dans la marche de ces maladies cutanées, qui offre elle-même quelque chose de spécial.

Polymorphie. — Un caractère très-important des éruptions syphilitiques, et surtout des éruptions qui surviennent dans la seconde période de la maladie, c'est de se présenter en même temps sous plusieurs formes élémentaires réunies ; on rencontre simultanément sur le même individu des taches, des squames, des pustules. Nous avons proposé le mot de *polymorphie*, pour exprimer ce mélange de plusieurs espèces.

Coloration. — La couleur des syphilides est toute particulière et spéciale, et malgré les descriptions et les comparaisons qu'on en a données, il est difficile de l'indiquer d'une manière exacte; aussi a-t-on pris l'habitude de l'appeler la *coloration syphilitique*. Pour rendre cette couleur, les anciens auteurs avaient fait différentes comparaisons ; ainsi, Fallope la comparait à la couleur du maigre de jambon, et cette comparaison est très-juste, elle rappelle la couleur rouge sombre des syphilides, qui n'ont ni la teinte violacée des scrofulides, ni la teinte rouge vif des exanthèmes. Swediaur, ayant comparé cette coloration au cuivre rouge, lui donna le nom de *coloration cuivrée;* ce nom, quoique moins juste que celui de Fallope, est resté, et aujourd'hui l'expression de *teinte cuivrée* amène aussitôt l'idée d'une éruption syphilitique. Cette coloration n'est pas toujours aussi tranchée ; ainsi, dans les syphilides récentes, on rencontre une couleur rose, puis rouge, et c'est surtout vers la fin que se montre la teinte spécifique. Dans quelques cas, dans les syphilides papuleuse ou tuberculeuse disséminée, la coloration prend une teinte brune très-foncée. Lorsque la lésion élémentaire est constituée par une saillie pleine, par une papule ou un tubercule, par exemple, la coloration spécifique se voit sur toute la saillie ; lorsqu'au contraire, l'éruption est formée par des pustules, des vésicules ou des ulcérations, la couleur n'existe qu'autour de la lésion cutanée, souvent même elle ne se montre qu'autour d'un groupe de vésicules ou de pustules réunies. Plus tard, lorsque la lésion s'affaisse et disparaît, lorsque l'ulcération se cicatrise, la coloration spéciale se retrouve à la place occupée auparavant par la lésion éruptive.

Forme. — Les éléments éruptifs des syphilides affectent, en général, une forme circulaire ou semi-circulaire.;

ainsi, on voit les éruptions disposées en cercles complets, en segments de cercle plus ou moins étendus. Cette disposition des éruptions est peu marquée dans les syphilides précoces, mais elle est très-fréquente dans les syphilides appartenant à un âge avancé de la maladie. Cette forme est un très-bon caractère diagnostique, mais il ne suffit pas à lui seul pour faire reconnaître une syphilide, car on retrouve d'autres éruptions qui affectent la même forme : ainsi, le psoriasis, l'herpès circiné, etc., présentent la même disposition.

Absence de douleur et de démangeaison. — Ce caractère est un des meilleurs pour reconnaître les syphilides, et toutes les fois que l'on est en présence d'une éruption ne présentant ni prurit, ni douleur, on doit penser à une éruption syphilitique ; et par contre, toutes les fois qu'une syphilide est accompagnée d'un prurit même modéré, il faut rechercher s'il n'y a pas une complication qui expliquerait ce dernier phénomène. C'est en agissant ainsi, que nous avons trouvé plusieurs fois que ce prurit dépendait soit de la gale, soit d'une urticaire, soit d'une affection dartreuse. Nous devons dire cependant que les syphilides du cuir chevelu sont quelquefois prurigineuses, et qu'il n'est pas très-rare de rencontrer, au début de quelques syphilides, une légère démangeaison, laquelle disparaît habituellement au bout de peu de temps.

Phénomènes secondaires de l'éruption. — A mesure que les syphilides se développent, elles se modifient dans leur aspect, et elles présentent des phénomènes consécutifs, qui offrent eux-mêmes des caractères particuliers dus à leur origine : tels sont les squames, les croûtes, les ulcérations et les cicatrices.

Les *squames* sont blanchâtres, superficielles, elles ne recouvrent quelquefois qu'incomplétement la saillie éruptive ; elles se distinguent de celles du psoriasis, qui sont plus épaisses, moins adhérentes, et imbriquées en plusieurs couches. Biett attachait une grande valeur au liséré épidermique blanchâtre, en forme de collerette, qui circonscrit les squames ; ce signe est simplement dû à un détachement de l'épiderme autour de la lésion éruptive,

Les *croûtes*, qui succèdent à la rupture des pustules syphilitiques ou à l'ulcération des tubercules, présentent une coloration d'un vert noir, tout à fait spéciale. Ces croûtes sont épaisses, inégales, très-adhérentes, comme enchâssées dans la peau qui les entoure ; leur surface est stratifiée, et quelquefois elle présente des éminences, des aspérités, qui la font ressembler à un coquillage ou à une écaille d'huître.

Les *ulcérations*, qui succèdent à une syphilide, présentent aussi des caractères particuliers. Elles sont arrondies ; leurs bords sont nets et taillés à pic, ils ne sont pas décollés ; le fond est grisâtre et comme revêtu d'une pseudo-membrane ; le pus est sanieux, fétide et très-plastique. Souvent, autour de l'ulcération, on trouve une auréole présentant la teinte brune caractéristique.

Les *cicatrices* qui succèdent aux ulcérations, sont arrondies et moins grandes que l'ulcération ; le centre présente une dépression en rapport avec la perte de substance ; la peau est ridée, ou unie et très-fine. Cette cicatrice présente, dans les premiers temps, une coloration d'un brun violet, souvent plus marquée qu'elle ne l'était autour des ulcérations ; puis, cette coloration disparaît peu à peu, pour faire place à la teinte blanche commune à toutes les cicatrices. La forme des cicatrices peut, dans certains cas, faire reconnaître l'éruption qui lui a donné naissance; ainsi, la disposition des cicatrices fait reconnaître une syphilide tuberculeuse circonscrite, ou une syphilide serpigineuse, par l'étendue de la cicatrice et par sa forme spéciale.

Siége. — Les syphilides peuvent se développer sur toutes les parties du corps; cependant quelques-unes affectionnent un siége spécial. Ainsi, la syphilide papuleuse occupe surtout la partie postérieure du cou; la roséole syphilitique est plus développée à la partie interne des membres qu'à la partie externe; le psoriasis syphilitique siége surtout aux mains et aux pieds, la syphilide pustuleuse superficielle au cuir chevelu; les plaques muqueuses de la peau se développent près de l'orifice des muqueuses, là où la peau est plus fine et plus délicate, et dans les endroits où il existe un frottement habituel.

Phénomènes généraux. — Quelquefois l'apparition d'une éruption syphilitique est précédée et accompagnée d'un peu de malaise, de fatigue, d'inappétence et d'un léger mouvement fébrile, mais ces symptômes disparaissent aussitôt que l'éruption est accomplie. Le plus souvent on voit les syphilides apparaître en même temps qu'existent toutes les apparences d'une bonne santé; le malade ne s'aperçoit qu'il a une éruption qu'en s'examinant, et comme l'éruption n'est accompagnée ni de douleur, ni de démangeaison, elle peut passer inaperçue, si le malade est peu soigneux de sa personne. Dans certains cas, les syphilides apparaissent chez un individu très-anémié ; l'anémie n'est pas alors due aux syphilides, mais à la syphilis elle-même ; il en est de même pour les éruptions qui surviennent dans la cachexie syphilitique et qui ne la produisent pas ; cette terrible complication, qui rend le pronostic grave et le traitement difficile, est le résultat des progrès de la syphilis.

Phénomènes concomitants. — En même temps que les manifestations cutanées de la syphilis apparaissent, on voit survenir les autres manifestations de la syphilis, et ces phénomènes concomitants ont une grande valeur dans les cas où le diagnostic est douteux.

Nous avons vu que les accidents dus à la syphilis pouvaient se diviser en trois périodes : l'accident primitif, les accidents secondaires et les accidents tertiaires. Nous pouvons de même admettre dans les syphilides une division dont nous reparlerons plus loin, et les séparer, d'après l'époque de leur apparition, en syphilides précoces et en syphilides tardives. Les syphilides précoces coïncideront avec l'engorgement des ganglions inguinaux et cervicaux, avec les plaques muqueuses développées à la vulve, à l'anus, à la gorge, etc.; avec la céphalée, avec les douleurs rhumatoïdes dans les membres s'exaspérant le soir dans le lit, avec l'alopécie, etc. Les syphilides tardives se montreront en même temps que les accidents tertiaires, c'est-à-dire, les douleurs ostéocopes, les exostoses, les nécroses, les tumeurs gommeuses, et enfin, dans quelques cas, en même temps que la cachexie syphilitique.

Marche. — Les syphilides ont généralement une marche lente, comme la plupart des maladies cutanées ; mais elles présentent ce caractère important qui les distingue des autres éruptions, c'est qu'elles se modifient, qu'elles se transforment, une éruption succédant souvent à une autre. Dans quelques cas rares de syphilide tardive, la maladie persiste un certain temps dans le même siége et dans la même forme ; mais cela est l'exception, tandis que les scrofulides occupent ordinairement le même siége et présentent la même forme pendant toute leur durée. Quelques syphilides n'ont pas une marche aussi lente que celle que nous avons indiquée plus haut ; ce sont les éruptions très-précoces qui ont une marche plus rapide, laquelle fait que quelquefois elles passent inaperçues du malade. Une cause qui rend la durée des syphilides assez longue, c'est que souvent l'éruption se fait par poussées successives, et une nouvelle éruption arrive pendant l'évolution de la première, ce qui permet alors de constater sur le même malade la même éruption à différents degrés d'évolution.

DIAGNOSTIC DES SYPHILIDES.

Nous avons dit que les caractères communs des syphilides étaient : la couleur, la polymorphie, la configuration, l'absence de prurit et de douleur, la forme des croûtes, des ulcérations et des cicatrices. Aucun de ces caractères pris isolément n'a une valeur pathognomonique et ne suffit pour reconnaître avec certitude une syphilide ; mais lorsqu'on en trouve plusieurs réunis, on peut diagnostiquer la nature de l'éruption. Quelques auteurs ont dit que la syphilis était un *Protée*, qu'elle pouvait revêtir une foule de formes diverses, et qu'il était impossible de pouvoir lui reconnaître des caractères invariables. Nous ne saurions trop nous élever contre cette proposition, qui se transmet de génération en génération, et qui est causé de beaucoup d'erreurs de diagnostic. En effet, si les manifestations cutanées de la syphilis peuvent se montrer sous des formes variées qui peuvent se transformer et se succéder, toutes ces éruptions présentent toujours les mêmes caractères principaux, et si l'on ne peut les constater tous dans une même éruption, on peut cependant en rencontrer un assez grand nombre pour poser le diagnostic d'une manière scientifique. De plus, en même temps que l'on étudiera les caractères objectifs de l'éruption, et qu'on y cherchera ceux des syphilides, on ne négligera pas la marche de la maladie, son siége, et surtout les phénomènes concomitants.

Dans quelques cas difficiles, on ne peut, même en se servant de tous ces caractères, arriver à un diagnostic certain. Alors il faut consulter les antécédents du malade, sans cependant leur donner trop de valeur ; car un malade peut avoir eu un chancre mou qui n'a été suivi d'aucun accident secondaire, et présenter plus tard une éruption dartreuse ou scrofuleuse sans rapport avec la première ulcération. D'autres malades, au contraire, ont eu la syphilis, ils ont eu des accidents syphilitiques, et l'on ne peut avoir que des dénégations formelles, soit qu'ils veuillent tromper, soit qu'ils ne le sachent pas eux-mêmes ; aussi, ne doit-on avoir qu'une confiance assez bornée dans les renseignements fournis par les malades. Dans ces cas difficiles, où le diagnostic est douteux, on a encore pour ressource d'étudier les effets du traitement ; et, dans ces cas, on doit prescrire un traitement anti-syphilitique qui modifiera rapidement, d'une façon favorable, l'éruption, si elle est de nature syphilitique, tandis qu'il sera nul ou qu'il augmentera, au contraire, la gravité de l'éruption, si elle est due à une autre cause.

DIVISION DES SYPHILIDES.

Le diagnostic des syphilides en général, est de la plus haute importance, et toutes les fois qu'on est en présence d'une éruption cutanée, il est indispensable de penser à la nature de la maladie et de poser la question de la syphilis. Reconnaître et nommer les différentes variétés de syphilides n'est pas aussi indispensable, dès le moment que l'on a reconnu la nature de l'éruption ; il est quelquefois d'ailleurs très-difficile de le faire, parce que les espèces sont souvent mélangées ensemble, et qu'elles ne présentent pas toujours des caractères bien tranchés. Cependant, comme ce diagnostic peut, dans certaines circonstances, avoir de la valeur au point de vue du pronostic et du traitement, et comme il en a toujours au point de vue scientifique, on doit, dans tous les cas, chercher à reconnaître la variété de syphilide que l'on a à traiter.

Pour arriver à établir ce diagnostic des différentes variétés de syphilides, on a proposé plusieurs classifications. Un grand nombre d'auteurs les ont rangées d'après les lésions anatomiques élémentaires qu'elles présentent; et ils ont admis des syphilides vésiculeuses, papuleuses, pustuleuses, etc. Cette méthode a certainement quelques avantages : elle les rapproche des éruptions d'une autre nature ayant la même lésion élémentaire, et elle permet de reconnaître les caractères qui les en séparent ; mais elle a peu de valeur pratique, et elle ne donne aucune indication spéciale pour le traitement. Pour nous, nous appuyant sur ce fait que la syphilis a une marche régulière, et que ses manifestations varient selon ses périodes, nous pensons qu'il est mieux d'adopter, pour classer les syphilides, l'époque de leur apparition, et de les ranger d'après l'âge de la maladie. En sachant à quelle période appartient telle ou telle éruption, nous avons tout de suite une première idée des indications thérapeutiques principales qu'elles réclament, les préparations mercurielles convenant habituellement aux syphilides précoces, et l'iodure de potassium aux syphilides tardives. Considérant donc l'âge de la maladie, nous rangerons les syphilides en trois groupes, qui sont :

I. Les syphilides précoces ;
II. Les syphilides intermédiaires ;
III. Les syphilides tardives.

Et chacun de ces groupes se présentera avec des caractères particuliers, qui souvent permettront à eux seuls d'établir l'âge de la maladie. Quant à l'époque d'apparition, il n'y a pas de syphilides à la première période de la syphilis, parce qu'elles ne sont jamais primitives ; les syphilides précoces arrivent de trois semaines à huit ou dix mois après l'accident primitif ; les syphilides intermédiaires, de six mois à un an ou deux ; et les syphilides tertiaires, de deux ans à dix, quinze, trente ans après.

I. — Syphilides précoces.

Les syphilides précoces, c'est-à-dire celles qui se développent peu de temps après l'accident primitif (de trois semaines à huit mois), présentent les caractères particuliers suivants : Les éruptions sont très-superficielles, et elles ne présentent pas d'ulcérations, ou, s'il y en a, elles sont très-légères, d'une durée très-courte, et se terminent par de simples maculatures qui disparaissent au bout d'un temps assez court. Un des caractères les plus importants est la dissémination de l'éruption, il est très-rare de voir une syphilide exanthématique ou papuleuse limitée à une région du corps. Les éléments éruptifs des syphilides précoces présentent bien la forme arrondie, mais ils sont groupés indifféremment ; ils ne forment ni cercles, ni segments de cercle, comme on le voit pour les éléments des syphilides plus tardives.

L'apparition d'une syphilide précoce est souvent précédée de malaise, de courbature, de douleurs nerveuses ou musculaires, d'embarras gastrique, et d'une fièvre légère que l'on a appelée *fièvre syphilitique*. Ces phénomènes n'existent pas toujours, et l'on peut voir une roséole apparaître sans aucun trouble de la santé et sans que le malade s'en aperçoive; toutefois il n'est pas rare de les observer et de les voir disparaître au moment où se montrent les premières taches cutanées. Dans certains cas, ils sont accompagnés d'une angine érythémateuse, et alors ils peuvent faire croire à une fièvre éruptive. Mais, contrairement à ce qui se passe pour ces dernières maladies, il est rare, dans les syphilides, que l'éruption se montre sur tout le corps en même temps; ordinairement elle se fait avec lenteur, par poussées successives; elle débute par une région, en envahit une autre, et s'étend ainsi à tout le corps, se développant au moment où apparaissent les autres accidents secondaires. C'est ainsi que les syphilides précoces seront accompagnées de l'engorgement indolent des ganglions inguinaux et cervicaux, de l'angine syphilitique, de la céphalée bi-temporale, et des douleurs rhumatoïdes s'exaspérant le soir. Dans les cas où les caractères spéciaux de l'éruption sont peu tranchés, ces accidents concomitants pourront aider au diagnostic.

Nous admettons cinq formes différentes de syphilides précoces : 1° la syphilide exanthématique, 2° la syphilide papuleuse, 3° la syphilide pustuleuse superficielle, 4° la syphilide varioliforme, et 5° la syphilide végétante. Ces formes se présentent souvent mélangées les unes avec les autres.

1° SYPHILIDE EXANTHÉMATIQUE.

La syphilide exanthématique, désignée aussi sous le nom de *roséole syphilitique*, est ordinairement la première manifestation de la syphilis du côté de la peau ; elle arrive le plus souvent en même temps que l'engorgement des ganglions inguinaux et cervicaux et que les plaques muqueuses. Quelques auteurs admettent que la roséole syphilitique est un phénomène constant, qui ne manque jamais ; et ils ajoutent que cette éruption, se développant souvent sans aucun trouble de la santé, et parcourant toutes ses périodes sans déterminer aucune réaction morbide, peut passer inaperçue, non-seulement pour le malade, mais aussi pour le médecin, si ce dernier ne pense pas à faire découvrir le malade pour examiner l'enveloppe cutanée. Si nous croyons que la roséole peut, en effet, exister quelquefois sans être aperçue, nous sommes loin de l'admettre comme un phénomène constant de la syphilis ; dans un assez grand nombre de cas, une observation attentive et soutenue ne nous a pas permis de la constater.

La roséole syphilitique apparaît ordinairement de trois à six semaines après l'accident primitif : elle peut aussi ne se montrer que trois ou quatre mois après, rarement plus tard. Elle peut débuter de deux façons : le plus souvent, elle se développe d'une manière lente et progressive, elle envahit d'abord la poitrine, puis le ventre, les cuisses et les avant-bras; dans ce cas, elle est quelquefois accompagnée de malaise, de courbature et des phénomènes que nous avons signalés comme pouvant se montrer quelques jours avant l'apparition des syphilides précoces. Dans d'autres cas, le début est brusque, et l'éruption envahit alors en vingt-quatre heures tout le corps du malade, tandis qu'elle reste ordinairement limitée d'abord à certaines régions, lorsque la marche est progressive. Lorsque l'apparition de la roséole est rapide, le plus souvent elle a été provoquée par une cause occasionnelle, telle qu'une émotion vive, une grande fatigue, un excès de table, un bain de vapeur ou un bain sulfureux.

La syphilide exanthématique est caractérisée par des taches irrégulièrement arrondies, un peu déchiquetées sur leurs bords, sans saillie ou à peine saillantes au-dessus de la peau; leur volume varie de celui d'une lentille à la largeur d'une pièce d'un franc. La coloration présente des variétés qui dépendent surtout de l'âge de l'éruption; au début, les taches sont d'un rose assez net, qui devient insensiblement plus foncé, acquiert la couleur du rose de Chine, puis à la fin prend une teinte plus brune; souvent dans la période de décroissance, elles présentent une coloration grisâtre, qui les fait ressembler à des taches de malpropreté. La roséole est quelquefois si peu prononcée que, pour la reconnaître, il faut regarder la peau obliquement et à contre-jour. La pression du doigt fait disparaître momentanément les taches, mais elle ne les décolore que lentement et incomplétement, lorsqu'elles existent depuis quelque temps.

Les taches de la syphilide exanthématique peuvent être discrètes ou confluentes. Elles sont ordinairement disposées sans aucun ordre; on a dit qu'elles forment des cercles et des segments de cercle; cette disposition est bien rare. Comme elles laissent entre elles des espaces ayant la coloration normale, elles donnent à la peau un aspect marbré caractéristique.

La syphilide exanthématique peut se développer sur toutes les parties du corps; mais elle siége surtout sur le tronc, à la base de la poitrine et sur le ventre, et particulièrement sur les flancs; on la rencontre encore à la face interne des membres, spécialement des cuisses et des bras, très-rarement à la face et au cou.

La roséole syphilitique, comme toutes les syphilides, n'est accompagnée ni de démangeaison, ni de cuisson, ni de douleur; et lorsque les malades atteints de cette éruption accusent un prurit violent, il faut toujours en chercher la cause dans l'existence d'une autre affection, principalement de la gale ou d'une urticaire.

La *marche* de la roséole syphilitique est ordinairement assez rapide, et elle parcourt son évolution en un ou deux

mois. Sa durée semble être en rapport avec son époque
d'apparition ; ainsi, lorsqu'elle survient peu de temps
après l'accident primitif, elle ne dure que trois ou quatre
semaines ; sa durée, au contraire, est de plusieurs mois,
lorsqu'elle ne se montre que plus tardivement.

La roséole se termine habituellement par résolution ;
les taches s'effacent peu à peu, surtout sous l'influence du
traitement. Quelquefois elles se recouvrent d'une légère
desquamation qui tombe et ne se renouvelle pas.

Diagnostic. — Le diagnostic est presque toujours facile, non-seulement par la teinte un peu foncée de
l'éruption et par l'absence du prurit et de douleur, mais
aussi parce que le plus souvent, au moment où apparaît la
roséole, on peut encore constater sur le malade l'existence
ou des traces de l'accident primitif; si l'éruption est
tardive, elle coexistera presque toujours avec d'autres
phénomènes secondaires, tels que l'engorgement des
ganglions cervicaux et inguinaux, des plaques muqueuses
à la gorge, à l'anus ou à la vulve, la céphalée, l'alopécie,
les douleurs rhumatoïdes.

Les seules maladies que l'on pourrait confondre avec
elle, sont la roséole simple et la rougeole. La *roséole* a une
marche très-rapide ; elle est accompagnée de quelques
démangeaisons, de fièvre, et ne présente pas les phénomènes concomitants de syphilis secondaire. La *rougeole*
présente au moment de son déclin, quand les taches com-
mencent à disparaître et prennent une teinte foncée, une
assez grande ressemblance avec la syphilide exanthématique; mais la marche de l'éruption, la fièvre et les phénomènes de la période d'invasion la feront facilement
reconnaître.

M. Cazenave a décrit sous le nom d'*érythème syphili-tique* une éruption qu'il a rapprochée à tort de la syphilide exanthématique. En effet, cette éruption est caractérisée par des taches plus larges, très-rouges, formant une saillie assez marquée au-dessus de la peau, et elles sont accompagnées de démangeaisons vives. Les caractères de cet exanthème sont tout à fait différents de ceux des syphilides ; or, si l'on remarque que dans toutes les observations que cet auteur a données, les malades avaient tous la blennorrhagie et qu'ils avaient tous pris du copahu, on se convaincra facilement que cette éruption était le résultat de l'action du médicament. C'est en négligeant cette remarque, que M. Cazenave est arrivé à croire que la blennorrhagie pouvait, comme le chancre, donner naissance à des éruptions; et que, comme lui, elle pouvait être le point de départ de la syphilis.

Pronostic. — La syphilide exanthématique est un phénomène assez grave, puisqu'elle annonce d'une manière certaine que le malade sur lequel on l'observe est syphilitique et qu'il est exposé à contracter ultérieurement des affections plus sérieuses. Comme manifestation cutanée, c'est une éruption bénigne, qui se guérit sans cicatrice, et qui souvent disparaît assez promptement et spontanément.

2° SYPHILIDE PAPULEUSE.

La syphilide papuleuse présente deux variétés distinctes : *a.* la syphilide papuleuse lenticulaire, *b.* la syphilide papuleuse plate.

a. Syphilide papuleuse lenticulaire.

Cette variété de syphilide est une des plus communes et des plus précoces ; elle coïncide souvent avec la roséole, ou avec d'autres formes également superficielles. Son début est quelquefois marqué par les prodromes que nous avons signalés plus haut. Elle est caractérisée par de petites taches rondes, aplaties, de la forme et du volume d'une lentille, faisant une légère saillie au-dessus de la peau. Ces taches présentent à leur début une coloration rouge assez nette, qui devient graduellement plus foncée en se rapprochant de la teinte cuivrée, pour présenter à la fin cette teinte brune qui a fait comparer par Fallope la couleur spéciale des syphilides au maigre du jambon. Cette dernière coloration persiste longtemps, et on la retrouve encore après l'affaiblissement de toute saillie. Au début, la pression du doigt la fait disparaître, mais lorsqu'elle est passée à la teinte cuivrée ou brune, elle ne disparaît qu'en partie sous la pression du doigt.

Au commencement de l'éruption, ces taches forment des saillies dures, pleines et lisses ; mais bientôt sur la surface, l'épiderme se ride, se détache et une desquamation assez marquée s'opère ; les squames sont fines et blanches ; en se détachant d'abord à leur circonférence, elles forment autour de la tache un petit liséré blanc, une espèce de collerette à laquelle Biett attachait une grande valeur pour le diagnostic. Dans quelques cas, la desquamation est plus prononcée, les squames sont plus épaisses, légèrement imbriquées les unes sur les autres, et elles se renouvellent plusieurs fois ; on a alors donné à l'affection le nom de *syphilide papulo-squameuse*. Dans ces cas, on pourrait confondre facilement l'éruption papuleuse avec la syphilide squameuse proprement dite, si l'on ne faisait attention que dans la première, les squames sont plus fines, les plaques moins grandes, et que l'état squameux a été précédé par une période papuleuse.

La syphilide papuleuse lenticulaire a pour siége de prédilection la partie postérieure du cou ; mais on la rencontre fréquemment aussi sur le front, sur la poitrine, sur le dos, sur le tronc et sur les membres, principalement aux cuisses et aux bras.

Comme toutes les syphilides, l'éruption papuleuse ne présente ni douleur, ni démangeaison ; nous noterons cependant que quelques malades peuvent éprouver un léger prurit le soir, au début de la maladie. Elle coïncide avec les accidents secondaires de la syphilis, tels que l'engorgement des ganglions post-cervicaux, les plaques muqueuses, etc. ; et dans quelques cas, en même temps que l'éruption papuleuse, on peut constater encore l'existence du phénomène primitif.

La *marche* de la syphilide papuleuse lenticulaire est assez lente, et sa durée est habituellement de trois à huit semaines. Souvent l'éruption se fait par poussées successives, et alors la maladie peut persister pendant plusieurs mois. C'est dans ces cas que l'on peut voir chez la même personne les papules à différents degrés d'évolution ; on constate des papules roses qui viennent d'apparaître, à côté d'autres plus ou moins brunes qui existent depuis plusieurs semaines, et dont quelques-unes plus anciennes disparaissent déjà.

L'éruption se termine par résolution; la saillie disparaît peu à peu, la papule se trouve de niveau avec la peau, et en même temps la desquamation s'établit; la coloration brune terminale persiste encore un certain temps, puis elle s'efface peu à peu, en passant par une teinte grise pour arriver à une macule blanche qui disparaît elle-même sans laisser de cicatrice.

Diagnostic. — Le diagnostic de la syphilide papuleuse lenticulaire est très-facile : la saillie, la forme lenticulaire des papules, leur couleur cuivrée et brune à la fin, l'absence de démangeaisons, sont des caractères qui permettent de distinguer facilement cette éruption des autres syphilides et de toutes les maladies cutanées.

Parmi les affections de la peau qui peuvent ressembler à la syphilide papuleuse et qui pourraient être confondues avec elle, nous trouvons : le *lichen*, qui se distinguera par l'existence de papules petites, agminées, réunies en plaques, par l'absence de la coloration spéciale de la syphilis, par la démangeaison vive qui l'accompagne, et par l'absence des phénomènes concomitants de la syphilis; le *prurigo*, maladie ordinairement due à des parasites, caractérisée par de petites saillies recouvertes d'une croûte noire, et par une démangeaison très-vive; l'*érythème papuleux*, qui présente une coloration plus diffuse et plus étendue, des saillies plus larges et plus considérables; enfin l'*acné indurata*, dans laquelle l'éruption souvent pustuleuse est constituée par des saillies acuminées, et reste fixée à la partie supérieure du corps.

Dans sa période de décroissance, la syphilide papuleuse

lenticulaire pourrait être confondue avec le *purpura*, au moment où il est constitué par des taches rouillées ; mais on aura pour éclairer le diagnostic la marche de la maladie ; en effet, dans le purpura, les taches n'ont jamais disparu sous le doigt, elles n'ont jamais fait saillie, et elles sont souvent accompagnées par de petits points rouges caractéristiques ou par des taches, lesquelles étant à une période moins avancée, se présentent sous la forme d'ecchymoses ; l'absence des phénomènes concomitants habituels de la syphilis serait encore précieuse dans les cas douteux.

Pronostic. — La syphilide papuleuse lenticulaire a la gravité des éruptions syphilitiques précoces ; c'est une forme peu grave, qui cède ordinairement au traitement dans un temps assez court.

b. Syphilide papuleuse plate et syphilide en plaques.

La syphilide papuleuse plate survient à la même époque que la syphilide papuleuse lenticulaire, avec laquelle elle coïncide souvent. Elle présente des papules moins saillantes, mais plus larges ; leur dimension peut égaler celle d'une pièce de 20 ou de 50 centimes. La coloration de ces plaques d'abord rose, devient plus foncée, pour arriver à la couleur brune spécifique. Elles sont ordinairement en petit nombre ; on les rencontre surtout sur le front, mais on en voit aussi sur le dos, sur les épaules et sur la poitrine.

La durée de la syphilide en plaques est de quatre à huit semaines. La maladie se termine habituellement par desquamation ; la saillie se recouvre d'une plaque épidermique d'abord adhérente, qui se détache ensuite; et en même temps, on voit peu à peu la saillie s'effacer, la teinte brune diminuer d'intensité pour faire place à une macule grise, qui ne laisse plus tard ni trace ni cicatrice.

A la syphilide papuleuse plate nous rapportons la variété de syphilide que M. Bazin a désignée sous le nom de *plaques muqueuses de la peau*. Comme nous trouvons que cette variété se rapproche plus de la syphilide papuleuse que des plaques muqueuses, nous avons de la peine à admettre le nom donné par M. Bazin, et nous considérons cette éruption comme une simple variété de la syphilide papuleuse.

Comme cette dernière affection, à laquelle elle est souvent associée, c'est une éruption précoce, appartenant au début de la seconde période de la syphilis, et siégeant principalement sur le front, à la nuque, sur les épaules et sur la poitrine. Elle est caractérisée par des plaques rouges, légèrement saillantes, rondes ou ovales, de la grandeur d'une pièce de 20 ou de 50 centimes; ces plaques se recouvrent promptement d'une squame jaunâtre, superficielle, mince, un peu analogue à une croûte, terminée sur ses bords par un bourrelet blanchâtre, saillant, qui fait paraître le centre comme déprimé; souvent plus en dehors, on distingue une auréole d'un rouge foncé. Au bout d'un certain temps, les squames se détachent, tombent, les bords s'affaissent, la coloration de la plaque pâlit, et la guérison arrive sans laisser de cicatrice.

Comme on le voit par cette description succincte, ces

plaques diffèrent totalement des plaques muqueuses
qu'on peut retrouver à la peau dans toutes les régions,
et qui présentent pour caractères principaux : la mol-
lesse, l'humidité, l'état fongueux et une odeur fétide
caractéristique.

Nous rangerons encore dans la syphilide papuleuse la
syphilide cornée, qui se développe en même temps
et qui appartient à la même période d'évolution de la
syphilis. Elle siége à la paume des mains et à la plante
des pieds, et elle est caractérisée par de petites taches
arrondies, roses, légèrement saillantes, lesquelles deviennent, au bout de huit ou dix jours, dures comme de la
corne, d'où le nom de syphilide cornée ; après un certain
temps, cette surface dure, saillante, se détache et laisse au-
dessous d'elle une tache violacée qui s'efface peu à peu.

Si l'on réfléchit que cette forme coïncide avec la syphilide papuleuse, et qu'elle ne se développe que dans des
régions spéciales, à la paume des mains et à la plante des
pieds, on arrive à cette conclusion qu'elle ne constitue
pas une variété particulière rapprochée des formes
squameuses, mais qu'on doit la considérer comme une
syphilide papuleuse, et que son aspect spécial n'est dû
qu'à l'épaisseur de l'épiderme des parties où elle se
développe.

Diagnostic. — La syphilide cornée a des caractères si
tranchés, qu'il suffit de l'avoir vue une seule fois pour
toujours la reconnaître des autres maladies cutanées.
Dans le *psoriasis palmaria* et *plantaria*, l'éruption est
plus confluente, elle se présente sous la forme de
cercles entourés d'un liséré rouge brun, les squames

sont plus inégales et occupent un espace plus considérable.

3° SYPHILIDE PUSTULEUSE SUPERFICIELLE.

Nous nous proposons de décrire sous ce nom une éruption qui survient fréquemment au début de la syphilis, et qui se caractérise principalement par des croûtes peu épaisses, siégeant plus spécialement au cuir chevelu ; cette éruption n'est ni un impetigo, ni un ecthyma, quoiqu'on ait l'habitude de la désigner sous l'une ou l'autre de ces dénominations.

La syphilide pustuleuse superficielle arrive rarement seule, elle existe en même temps qu'une syphilide exanthématique ou une syphilide papuleuse. Elle apparaît à la même époque que ces syphilides précoces qu'elle précède même quelquefois, et elle ne détermine ordinairement aucun phénomène général. Elle est caractérisée par de petites pustules superficielles, ne présentant pas une base indurée, comme dans la syphilide pustuleuse acniforme. Ces petites pustules ont une durée très-éphémère, le plus souvent on ne peut constater leur existence, et l'on ne voit qu'une petite croûte inégale, brune, non caractéristique, ressemblant à la croûte d'une pustule d'impétigo simple. Si ni les pustules, ni les croûtes qui leur succèdent ne sont caractéristiques, il n'en est plus de même de la tache brune, qui entoure déjà la croûte et qui lui succède. Ces taches sont arrondies, elles présentent la coloration cuivrée spécifique, et une dépression centrale par laquelle commence la décoloration. Il n'est pas rare de voir plusieurs éruptions se succéder, chacune ayant d'ailleurs une durée assez courte.

On peut rencontrer la syphilide pustuleuse superficielle sur toutes les régions du corps; mais elle occupe particulièrement le cuir chevelu. Dans ce dernier siége, elle donne naissance à ces croûtes disséminées dans la tête, qui la font ressembler à de l'*impetigo granulata*. Elle produit rarement l'alopécie; quelques cheveux peuvent être entraînés par les croûtes, mais l'alopécie arrive ordinairement un peu plus tard, et elle appartient à la syphilis elle-même. En même temps que cette syphilide pustuleuse superficielle du cuir chevelu, on constate ordinairement l'engorgement des ganglions post-cervicaux, et de là est venue l'opinion de quelques auteurs qui admettent que cet engorgement est symptomatique de cette éruption. Nous avons déjà dit plus haut que c'était une erreur, car on voit l'engorgement ganglionnaire exister souvent sans cette syphilide, ou apparaître avant qu'elle ne se développe.

Diagnostic. — La syphilide pustuleuse superficielle ressemble assez à l'impétigo; toutefois, on la distinguera de l'*impétigo dartreux* ordinaire en ce que dans cette dernière affection, la sécrétion est purulente et plus abondante, en ce que les croûtes sont plus épaisses, moins disséminées et occupent un espace plus étendu. Quant à l'*impetigo granulata*, il est suffisamment caractérisé par la présence des poux et des lentes, et par l'engorgement des ganglions, lesquels, au lieu d'être indolents, sont douloureux et véritablement enflammés.

4° SYPHILIDE VARIOLIFORME.

La syphilide varioliforme, quoique la plus fréquente des syphilides vésiculeuses, est encore une éruption assez rare. Elle se montre du quatrième au sixième mois après l'accident primitif. Son apparition est ordinairement annoncée par du malaise, de l'inappétence, de la courbature et de la fièvre; et comme il y a souvent en même temps de l'angine syphilitique, on peut croire, au premier abord, au début d'une fièvre éruptive.

Cette éruption est caractérisée par des taches rouges formant une légère saillie de la grosseur d'un petit pois; sur chaque tache se développent de une à trois vésicules, acuminées, globuleuses ou ombiliquées. Ces vésicules, entourées à leur base de la tache rouge qui plus tard devient brune, sont remplies d'une sérosité transparente qui se trouble rapidement, se dessèche et se transforme en une croûte assez épaisse, adhérente, présentant la coloration brune verdâtre, syphilitique. Au bout de huit à dix jours, la saillie s'affaisse, et vers le quinzième jour la croûte tombe, et laisse à sa place une tache brune qui pâlit peu à peu, en laissant ensuite une petite macule plus ou moins longue à disparaître. Cette éruption peut se développer partout; les taches sont ordinairement disséminées en diverses régions, à la face, au tronc, aux membres; elles sont rarement confluentes; le plus souvent il n'y en a qu'un petit nombre.

La *marche* de l'éruption est assez rapide, mais la maladie peut durer plus de deux mois, à cause des poussées successives. Ces poussées permettent de voir sur le même malade l'éruption à différents degrés d'évolution, d'observer en même temps des taches, des vésicules, des croûtes et des macules. Cette éruption peut exister seule ou bien en même temps qu'une autre syphilide précoce.

Diagnostic. — La marche, l'évolution régulière de l'éruption distinguent facilement la syphilide varioliforme des autres syphilides. Mais au début, il serait facile de la confondre avec une *varioloïde* simple; en effet, dans les deux maladies, nous avons les mêmes prodromes, et l'éruption débute de la même manière; mais la lenteur de l'éruption, la coloration de l'auréole, et la coexistence d'autres accidents syphilitiques viennent promptement éclairer le diagnostic.

Pronostic. — La syphilide varioliforme est d'un pronostic peu grave et elle disparaît assez facilement au bout d'un certain temps.

5° Syphilide végétante.

Sous le nom de *syphilide végétante,* nous comprenons toutes les éruptions qui se développent sur la peau et sur les muqueuses en présentant un aspect de verrues ou de végétations. On peut les ranger sous trois formes : *a.* la syphilide granuleuse, *b.* les excroissances, et *c.* les plaques muqueuses.

a. Syphilide granuleuse.

La syphilide granuleuse est une variété assez rare qui se montre surtout dans le sillon naso-labial, autour des lèvres et au menton ; on la rencontre plus souvent chez les hommes. Elle est caractérisée par de petites saillies inégales, verruqueuses, du volume d'une tête d'épingle, rarement plus grosses, mais souvent agminées les unes à côté des autres, de manière à former une traînée oblongue. Leur coloration est d'un gris terne, quelquefois elle offre la teinte cuivrée caractéristique ; il n'est pas rare de voir ces petites saillies disposées en cercles ou segments de cercle, et l'aire qu'elles circonscrivent est d'une teinte grise plombée.

Au bout d'un certain temps, ces saillies s'affaissent ou se détachent, et il ne reste plus à l'endroit qu'elles occupaient qu'une tache grise, qui persiste encore pendant quelque temps pour disparaître ensuite sans laisser de cicatrice. Cette syphilide apparaît de deux à huit mois après l'accident primitif, et sa durée est de deux à trois semaines.

La syphilide granuleuse se rencontre rarement seule, on constate ordinairement en même temps qu'elle l'existence d'une autre syphilide et les phénomènes syphilitiques concomitants du côté des muqueuses et des ganglions. Les caractères de cette syphilide sont tellement tranchés, qu'il est impossible de la confondre avec aucune autre éruption cutanée, et qu'il est très-facile de la reconnaître quand on l'a déjà observée.

b. Excroissances.

Nous avons réuni sous ce nom toutes les végétations auxquelles on a donné les noms de verrues, crêtes de coq, condylomes, choux-fleurs, etc.; mais nous devons dire tout d'abord que, tout en les décrivant ici pour être complet, nous ne les considérons pas comme des symptômes essentiellement syphilitiques; en effet, on peut les rencontrer chez des individus n'ayant jamais eu la syphilis, quelquefois même chez des personnes qui ne sont atteintes d'aucune maladie vénérienne; c'est ce qui peut arriver pour des femmes enceintes, chez lesquelles on rencontre aux parties génitales externes et à l'anus des végétations dues simplement à la turgescence sanguine plus grande de l'utérus et des parties environnantes qui existe pendant la grossesse, et tout à fait indépendantes de toute maladie spécifique.

Les excroissances apparaissent très-souvent à la surface des ulcérations; ainsi, à la surface d'un chancre mou ou induré, sur une petite ulcération d'herpès, ou à la surface d'une plaque muqueuse que l'on a appelée dans ce cas plaque muqueuse végétante.

Les excroissances présentent des caractères variés : — tantôt elles sont dures, rugueuses, chagrinées, d'un gris terne, et alors elles sont indolentes, sessiles et sèches avec apparence de verrues; tantôt elles forment des tumeurs fongueuses, vasculaires, rosées, douloureuses, assez bien pédiculées ; elles sont mollasses, saignent facilement et sécrètent une sorte de sérosité d'une odeur fétide. Quelques-unes acquièrent un volume assez considérable, celui d'une noix, d'une poire suspendue par un pédicule plus mince que l'extrémité libre. Elles ont alors une apparence polypeuse, et par leur volume et par leur poids elles constituent une maladie très-gênante.

Le siége ordinaire des végétations est l'anus, les grandes et les petites lèvres, le prépuce, le gland; on en rencontre encore vers la fin du rectum, dans le vagin, près du méat urinaire chez la femme, sur la peau des aines dans le pli crural. On en observe quelquefois, mais plus rarement, à la surface de la langue.

Le traitement mercuriel n'a aucune influence sur ces excroissances, ce qui peut servir encore à prouver qu'elles ne sont pas syphilitiques. Le traitement externe seul convient; il consiste dans les astringents, tels que la sabine, le vinaigre, etc., ou dans les caustiques, tels que l'acide chromique, le nitrate acide de mercure, l'acide nitrique, le nitrate d'argent, ou enfin dans l'excision combinée avec la cautérisation. Dans ces derniers temps, nous nous sommes bien trouvés de l'application réitérée de l'acide acétique anhydre.

c. Plaques muqueuses.

Les plaques muqueuses, désignées encore sous les noms de *pustules plates*, de *tubercules muqueux*, de *syphilide papuleuse humide*, etc., ont été décrites par M. Cazenave comme une des variétés de syphilide tuberculeuse. On ne saurait trop attaquer cette opinion, car dans des plaques il n'y a pas de tubercules, et d'autre part la syphilide tuberculeuse est une manifestation tardive, tandis que la plaque muqueuse est un accident précoce, qui survient quelquefois si promptement, que quelques auteurs et M. Cazenave lui-même l'ont considéré comme un accident primitif. Cette dernière proposition est également erronée, jamais la plaque muqueuse n'est un accident primitif, elle ne se montre jamais dans les quinze jours qui suivent le coït infectant; ce qui a pu faire croire que la plaque muqueuse était dans quelques cas un accident primitif, c'est la transformation *in situ* d'un chancre en plaque muqueuse, transformation que l'on observe surtout chez la femme, et qui quelquefois se produit assez rapidement.

Les plaques muqueuses peuvent se développer de deux façons : ou par la transformation d'un chancre en plaque muqueuse, ou plus souvent en apparaissant sur une surface saine auparavant ; dans ce dernier cas, elles coïncident presque toujours avec une autre syphilide.

Lorsque la plaque muqueuse est due à la transformation *in situ* d'un chancre, on voit l'auréole du chancre devenir plus saillante, plus violacée, tandis que le centre est encore granuleux et ulcéré ; puis peu à peu la cicatrisation s'opère, une pellicule mince couvre la partie ulcérée, et, au bout de quelques jours, il existe une saillie molle, humide, d'apparence muqueuse, remplaçant la solution de continuité.

Lorsque la plaque muqueuse se développe spontanément, son début est caractérisé par une petite élevure molle et rosée, qui s'agrandit et ne tarde pas à présenter tous les caractères extérieurs d'une membrane muqueuse.

Quel que soit son mode de développement, la plaque muqueuse est caractérisée par une saillie, ordinairement arrondie, quelquefois elliptique ou irrégulière, d'une consistance molle ; sa surface, plane ou convexe, est lisse et recouverte d'une pellicule fine, qui lui donne l'apparence d'une muqueuse et lui a fait donner son nom. Lorsque la pellicule manque, la surface est légèrement ulcérée et granulée. Les bords sont ordinairement saillants et bien prononcés ; quelquefois ils se fondent insensiblement avec la peau ; et parfois ils se renversent en dehors. La coloration des plaques muqueuses est rosée comme celle des muqueuses, elle peut être d'un rouge vif, ou au contraire grisâtre et recouverte d'un enduit pultacé sécrété par la plaque elle-même.

Les plaques muqueuses donnent lieu au suintement d'un liquide muciforme et plastique, d'une odeur fétide caractéristique. Dans certains cas, ce liquide se concrète en croûtes jaunâtres assez épaisses; c'est au contact de ce liquide sur la peau adjacente, qu'il faut rapporter les démangeaisons insupportables qui accompagnent quelquefois les plaques muqueuses.

Les plaques muqueuses peuvent être discrètes, et alors elles existent avec leurs caractères bien prononcés; elles peuvent aussi être confluentes, et en se réunissant former une large surface sécrétant en abondance le liquide fétide dont nous venons de parler.

L'ulcération est rare sur les plaques muqueuses, excepté pour celles qui occupent les orteils : lorsqu'elle existe, ou bien elle est superficielle, présente une petite surface rouge, qui se guérit facilement sans laisser de cicatrice; ou bien elle est profonde, se recouvre d'une pseudo-membrane grisâtre, la sécrétion est abondante et très-fétide; elle est accompagnée de cuissons violentes, et elle guérit difficilement en laissant quelquefois une cicatrice.

Les plaques muqueuses sont plus fréquentes chez les femmes, chez les enfants et chez les individus à tempérament lymphatique. Les régions où on les rencontre le plus souvent sont : la vulve, surtout à la face interne et externe des grandes lèvres, l'anus, le scrotum, le pénis, les lèvres, les amygdales, le pharynx, la langue; on en

voit encore aux aisselles, à l'ombilic, aux orteils, autour
des ongles, etc. On voit que les plaques muqueuses siégent sur les muqueuses qui recouvrent les orifices extérieurs, et sur les parties de la peau qui sont dans un état
habituel de chaleur et d'humidité, et surtout dans les
endroits où les muqueuses et la peau adossées sont dans
un état ordinaire de frottement. Les sécrétions âcres,
l'humidité de certaines régions, le défaut de soins de
propreté, sont encore des conditions favorables pour le
développement de cette éruption. Ajoutons cependant que
les plaques muqueuses peuvent se développer partout, et
en dehors des conditions de frottement et d'humidité que
nous venons d'indiquer. Nous en avons rencontré au
front, au cuir chevelu, au tronc, et elles se présentaient
alors avec des caractères extérieurs, qui ne permettaient
pas de les méconnaître, et qui étaient absolument semblables à ceux des plaques muqueuses des parties génitales.

Abandonnées à elles-mêmes, les plaques muqueuses
disparaissent spontanément en un ou plusieurs mois;
sous l'influence du traitement local et général, elles disparaissent souvent très-rapidement. Lorsque la plaque est
ulcérée, la guérison se fait attendre plus longtemps, surtout si l'ulcération occupe l'anus ou les orteils.

Lorsque la guérison arrive, la plaque muqueuse s'af-
faise, la surface se sèche, le suintement et le prurit disparaissent, la pellicule devient plus ferme; une espèce
d'éxfoliation a lieu, et il reste une macule violacée, qui
disparaît ensuite sans cicatrice. Dans certains cas, les
plaques muqueuses ont une grande ténacité et offrent
une résistance fâcheuse aux moyens de traitement; elles

sont souvent alors entretenues par une cause locale, telle que la malpropreté, l'usage du tabac chez les fumeurs qui ne voient souvent guérir leurs plaques muqueuses de la langue et de la gorge qu'à la condition de renoncer à fumer. Les plaques muqueuses peuvent se compliquer d'abcès, surtout lorsqu'elles siégent aux grandes lèvres; elles s'accompagnent rarement d'adénites. Dans d'autres cas, les bords de la plaque se renversent, la plaque devient plus saillante et forme un condylome; la surface peut présenter un bourgeonnement très-prononcé, comme dans la plaque muqueuse végétante, ou même se couvrir de véritables végétations.

Si les plaques muqueuses sont une des premières manifestations de la syphilis constitutionnelle, elles récidivent très-facilement, et peuvent apparaître deux, trois ans après l'accident primitif; aussi elles sont considérées par quelques auteurs, comme des accidents syphilitiques n'appartenant spécialement à aucune période. Plus elles sont tardives, plus elles sont très-rebelles.

Diagnostic. — Le siége des plaques muqueuses, leur aspect, le suintement et l'odeur caractéristique suffisent pour les faire reconnaître. Lorsqu'elles sont ulcérées, on peut les prendre pour un chancre. Toutefois, on reconnaîtra le *chancre*, à sa surface concave, à ses bords nettement découpés, à son fond grisâtre, et à l'engorgement ganglionnaire qui l'accompagne. Un chancre se transformant en plaque muqueuse présente sa circonférence lisse, saillante, violacée, tandis que le centre est encore rouge et ulcéré. L'*eczéma* siégeant dans certains endroits insolites, surtout à l'ombilic, pourrait induire en erreur : mais l'odeur, la saillie des plaques, et les phénomènes syphilitiques concomitants feront reconnaître la plaque muqueuse. Sur le gland, on distinguera encore la plaque muqueuse de l'*herpes præputialis*, dans lequel les ulcérations ont été précédées de vésicules, sont disposées en groupes et ne présentent pas le bord soulevé de la plaque muqueuse. Les plaques muqueuses de la peau peuvent être prises pour une *syphilide papuleuse ;* mais la papule syphilitique est sèche, plus consistante, elle présente la teinte cuivrée et le liséré épidermique si bien signalé par Biett, tandis que la plaque muqueuse offre un bourrelet, une dépression centrale et des croûtes jaunâtres, transparentes, comme enchâssées dans le bourrelet.

II. — Syphilides intermédiaires.

Les syphilides intermédiaires apparaissent de quatre ou six mois à un ou deux ans après l'accident primitif. Elles présentent des caractères qui les rapprochent des syphilides tardives, dont elles semblent véritablement opérer la transition avec les éruptions précoces. Leur apparition n'est en général annoncée par aucun phénomène prodromique ; quelquefois cependant elles sont précédées par des douleurs rhumatoïdes siégeant dans le point où l'éruption doit se montrer. Il est moins fréquent dans ces variétés de syphilides de rencontrer plusieurs espèces simultanément développées sur le même malade.

L'éruption, au lieu d'être disséminée sur toute la surface cutanée, est ordinairement plus limitée ; et les points de prédilection sont les ailes du nez, le front, la nuque et les épaules. Les lésions élémentaires sont réunies en groupes, et le plus souvent elles forment des cercles ou des segments de cercle. La coloration cuivrée caractéristique est habituellement plus marquée encore que dans les syphilides précoces.

La marche des syphilides intermédiaires est lente, et la durée de la maladie est souvent entretenue par des poussées successives. C'est dans ces variétés surtout que l'on constate ces éruptions d'âge différent, qui permettent de voir en même temps sur le même malade une éruption syphilitique à ses différents degrés d'évolution.

Ces syphilides se terminent habituellement par la résolution, et comme pour tous les accidents syphilitiques la guérison peut être spontanée. Les ulcérations, qui peuvent se développer consécutivement, sont peu profondes, recouvertes de croûtes verdâtres peu épaisses ; et elles ne laissent après elles que de simples maculatures qui disparaissent, ou des cicatrices blanches indélébiles, mais superficielles.

Enfin les syphilides intermédiaires arrivent en même temps que les phénomènes de transition de la seconde à à la troisième période, c'est-à-dire en même temps que l'iritis syphilitique et le testicule syphilitique.

Nous admettons cinq formes différentes de syphilides intermédiaires : 1° la syphilide pigmentaire , 2° la syphilide vésiculeuse, 3° la syphilide pustuleuse, 4° la syphilide squameuse, et 5° la syphilide tuberculeuse; et nous ajouterons que plusieurs de ces formes présentent des variétés. Avant d'aborder l'histoire de ces éruptions, nous rappellerons que les plaques muqueuses sont souvent des phénomènes de cette période intermédiaire, soit qu'elles apparaissent pour la première fois, soit qu'elles récidivent.

1° SYPHILIDE PIGMENTAIRE.

La syphilide pigmentaire n'avait jamais été bien indiquée, lorsque nous l'avons décrite pour la première fois il y a quelques années (en 1853). Depuis cette époque, M. Pillon, interne des hôpitaux, en a fait une étude particulière dans sa thèse inaugurale, et a complété son histoire. Cette syphilide apparaît du quatrième au douzième mois, et comme elle n'est accompagnée ni de douleur, ni de démangeaison, et comme la coloration des taches est peu marquée, elle passe le plus souvent inaperçue; ce qui explique qu'on l'ait si longtemps méconnue.

La syphilide pigmentaire est caractérisée par des taches grises et blanches; la coloration grise est moins foncée que celle des plaques du *pityriasis versicolor*, elle se rapproche de la teinte de café au lait. Ces taches ne font aucune saillie au-dessus de la peau, elles ne présentent aucune desquamation et paraissent situées sous l'épiderme. Leur grandeur varie d'une pièce de 50 centimes à une pièce d'un franc; leurs bords sont inégaux, déchiquetés; quelquefois isolées, ces taches sont le plus souvent réunies en grand nombre dans la même région; elles se confondent par leurs bords, et recouvrent ainsi une partie de la peau assez considérable, en laissant entre elles des taches blanches qu'elles circonscrivent. Ces taches blanches, que l'on pourrait prendre pour des parties de peau saine dont la blancheur est relevée par la coloration grise ambiante, sont de vraies taches causées par la diminution d'épaisseur ou de teinte de la matière pigmentaire.

Nous considérons ces taches comme de véritables éphélides, produites par la matière pigmentaire irrégulièrement déposée dans les régions où existe cette éruption, cette matière étant trop abondante dans les taches grises et présentant une diminution dans les taches blanches. M. Bazin ne veut pas regarder ces taches comme de nature syphilitique, par cette raison assez singulière que le mercure n'a pas d'influence sur elles. Mais comme ces taches n'arrivent jamais que chez des individus atteints de syphilis, et comme elles coïncident avec d'autres accidents bien évidemment syphilitiques, nous persistons à penser qu'on ne peut nier leur caractère spécifique et qu'on ne doit pas les distraire du cadre de la syphilis.

La syphilide pigmentaire a pour siége de prédilection le cou; elle peut l'entourer complétement ou rester bornée aux parties latérales, quelquefois elle s'étend sur la poitrine en avant; nous l'avons rencontrée quelquefois à la figure, à la lèvre supérieure, au front, à l'abdomen. Ces taches ne se rencontrent que chez les personnes qui ont, comme on le dit dans le monde, la peau fine et délicate; c'est pour cela qu'on l'observe presque exclusivement chez les femmes; nous l'avons plusieurs fois constatée chez des hommes, mais c'était chez des individus à tempérament lymphatique, dont la peau présentait la blancheur de celle des femmes.

La syphilide pigmentaire a une marche très-variable; dans certains cas, elle disparaît au bout de un ou deux

mois, et dans d'autres elle persiste très-longtemps et
quelquefois d'une manière indéfinie. Le traitement mercuriel n'a aucune influence sur son développement, ni
sur sa marche, ni sur sa guérison, aussi ne doit-on pas
le prescrire lorsqu'elle existe seule, sans autre phénomène syphilitique.

Diagnostic. — La syphilide pigmentaire a des caractères tellement tranchés, qu'il suffit de l'avoir vue une
fois pour la reconnaître, et pour ne pas la confondre avec
une autre affection. Le *pityriasis versicolor* présente une
coloration plus jaune ; d'ailleurs, c'est une affection squameuse et non maculeuse, et elle éveille habituellement
des démangeaisons. Les *éphélides* simples offrent une
plus grande ressemblance avec la syphilide pigmentaire,
mais elles existent rarement au cou, et les taches sont
plus larges, plus accentuées ; dans le doute, d'ailleurs,
l'étude des phénomènes concomitants devrait éclairer le
diagnostic.

2° SYPHILIDE VÉSICULEUSE.

La syphilide vésiculeuse est une forme rare. Elle comprend trois variétés différentes : la syphilide vésiculeuse
varioliforme, la syphilide vésiculeuse eczémateuse et la
syphilide vésiculeuse herpétiforme. La première variété,
la syphilide varioliforme, arrivant souvent dans les six
premiers mois qui suivent l'accident primitif, a été décrite plus haut avec les syphilides précoces. M. Bazin ne
veut pas admettre les deux autres variétés, par la raison
que l'eczémateuse est pour lui une syphilide papulo-
vésiculeuse circonscrite, et que l'herpétiforme n'existe

pas, ou que ce qu'on a décrit sous ce nom appartient aux manifestations parasitaires. Cependant, comme l'observation permet de reconnaître des éruptions syphilitiques vésiculeuses disséminées en plusieurs régions, et comme dans d'autres circonstances des éruptions également vésiculeuses se développent en se groupant de manière à former des cercles ayant la forme d'herpès, nous continuerons à admettre des syphilides vésiculeuses, et parmi les éruptions intermédiaires, nous décrirons la syphilide vésiculeuse eczémateuse et la syphilide vésiculeuse herpétiforme.

a. Syphilide vésiculeuse eczémateuse.

En nous servant de ce mot *eczémateuse*, nous ne voulons pas dire que nous admettons qu'il puisse y avoir un eczéma syphilitique ; non, l'eczéma est toujours dartreux, mais nous voulons dire qu'il y a une syphilide dont la lésion élémentaire est constituée par des vésicules, et que cette éruption ressemble par son aspect à l'eczéma.

Cette syphilide est caractérisée par de petites vésicules disposées en groupes irréguliers, ou disséminées çà et là. Lorsqu'elles sont isolées, chaque vésicule est entourée d'une auréole cuivrée ; lorsqu'elles sont réunies en groupes, les auréoles se confondent, forment des plaques d'un rouge sombre, couvertes de vésicules assez grosses et assez saillantes. Ces vésicules, qui semblent plus volumineuses et plus résistantes que celles de l'eczéma, ont une marche très-lente. Elles peuvent se terminer de plusieurs manières : le liquide qu'elles renferment peut rester transparent et être résorbé ; la vésicule se flétrit, le soulèvement épidermique s'affaisse, et il se produit une légère exfoliation blanchâtre ; l'auréole ou la plaque brune qui existe à la base des vésicules devient de plus en plus foncée, et après sa disparition il n'y a pas de cicatrice. Dans d'autres cas, le liquide se trouble, et les vésicules se rompent ; il se forme alors, sur les plaques rouges, de petites croûtes un peu foncées, plus épaisses que dans l'eczéma, et surtout, chose essentielle pour le diagnostic, ces croûtes restent isolées les unes des autres, et ne se confondent pas pour former une seule plaque croûteuse. Sous ces croûtes, il n'y a pas d'ulcération profonde ; quand elles tombent, il reste une tache brune qui disparaît sans laisser de cicatrice.

Cette syphilide se développe sur les membres, et sur le tronc ; elle est très-rare à la face.

La marche de cette syphilide est essentiellement chronique, et elle dure ordinairement plusieurs mois, parce qu'elle est entretenue par des poussées successives, qui surviennent à des intervalles irréguliers, et souvent au moment où l'on croit être arrivé à la guérison. Ces poussées permettent d'étudier simultanément, chez le même malade, l'éruption à des degrés différents.

Diagnostic. — On ne pourrait confondre la syphilide vésiculeuse eczémateuse qu'avec l'*eczéma ;* mais, dans l'éruption dartreuse, les vésicules sont plus petites, plus confluentes et plus nombreuses ; le suintement séreux est plus considérable, il y a des démangeaisons, et l'on ne rencontre autour des vésicules ni l'auréole, ni les plaques cuivrées qui caractérisent si bien les affections syphilitiques.

b. Syphilide vésiculeuse herpétiforme.

La syphilide vésiculeuse herpétiforme est caractérisée par des vésicules globuleuses du volume d'un grain de millet à une groseille, à base cuivrée, disposées de deux façons, ou bien les vésicules sont placées en groupes irréguliers, ou bien elles sont rangées les unes à côté des autres de manière à former des cercles comme dans l'herpès circiné, ou des anneaux concentriques. Ces vésicules, plus résistantes que celles de l'herpès, ne se rompent que vers le huitième jour, et sont remplacées par des croûtes ou par des squames très-fines. Lorsqu'elles sont tombées, il reste pendant quelque temps des taches à coloration spécifique, qui circonscrivent des espaces occupés primitivement par les vésicules. Ces taches disparaissent plus tard sans cicatrices.

Cette syphilide est aussi très-chronique, et sa durée est entretenue par des poussées successives, qui permettent de voir en même temps la maladie à différents degrés d'évolution, et qui donnent à la région sur laquelle elle se développe un aspect zébré tout particulier.

Diagnostic. — L'absence de démangeaison, la coloration spécifique des taches ou des auréoles, la lenteur de la marche sont des caractères qui distinguent cette syphilide. Les cercles, une fois formés, n'ont pas la marche centrifuge des anneaux de l'herpès circiné, lequel, du reste, ne présente pas la coloration brune caractéristique.

3° SYPHILIDE PUSTULEUSE.

Les éruptions syphilitiques qui présentent une pustule
comme lésion élémentaire sont très-variées : les unes,
comme la syphilide pustuleuse superficielle, appartiennent à la première période et ont été décrites plus haut ;
d'autres, comme la syphilide pustulo-crustacée, n'arrivent
qu'avec les accidents tertiaires. Celles qui se développent de six mois à deux ans après l'accident primitif, et
que nous devons faire rentrer dans les syphilides intermédiaires, sont au nombre de deux : *a.* la syphilide pustuleuse acniforme ; *b.* la syphilide ecthymateuse superficielle.

a. Syphilide pustuleuse acniforme.

Cette syphilide présente un aspect qui la fait ressembler
à l'acné inflammatoire ; les pustules qui la constituent
sont de la grosseur d'un grain de millet ou de chè-
nevis ; elles sont discrètes, isolées, peu saillantes ; elles
reposent sur une base d'un rouge assez vif d'abord, qui
brunit peu à peu et qui n'est jamais atteinte par la suppuration. Autour de chaque pustule, on voit une auréole
d'un rouge brun très-marqué. Le développement de
chaque pustule est assez lent, et ce n'est souvent qu'au
bout de quinze jours ou trois semaines que la pustule se
rompt, et que le liquide purulent se concrète en une
petite croûte sèche, d'une couleur brune ou jaunâtre. La
croûte, qui ne tombe que lentement, laisse à découvert
la base de la pustule qui se présente alors en forme de
papule, au milieu de laquelle se voit souvent une légère

dépression. La saillie papuleuse disparaît peu à peu, et il reste à sa place, pendant longtemps, une tache d'une couleur caractéristique qui disparaît plus tard sans cicatrice. Dans certains cas, il y a une légère ulcération superficielle qui est suivie d'une cicatricule blanche, arrondie, bien différente de la cicatrice allongée et plissée qui succède à l'acné ordinaire. Comme dans les autres éruptions syphilitiques, il n'y a ni douleur, ni cuisson, ni démangeaison.

La durée de l'éruption est de sept à huit semaines; mais elle peut se prolonger plus longtemps par les poussées qui se succèdent tantôt d'une manière continue, tantôt à des intervalles assez éloignés.

L'acné syphilitique peut se développer sur toutes les parties du corps, mais elle occupe surtout le cuir chevelu, le visage et les membres, plus particulièrement les membres inférieurs que les supérieurs ; elle est assez rare à la poitrine.

Diagnostic. — On pourrait confondre facilement cette syphilide pustuleuse avec l'*acné* simple et indurée des épaules et du tronc, si l'on ne faisait attention que dans l'acné les pustules sont plus grosses et d'un rouge plus vif, qu'elles n'ont pas d'auréole cuivrée, et qu'elles occupent surtout les épaules et la face, tandis qu'elles ne se développent pas sur les membres inférieurs ; les cicatrices de l'acné indurée sont plus profondes et plus apparentes.

b. Syphilide ecthymateuse ou phlyzaciée.

La syphilide ecthymateuse, que l'on a encore appelée *ecthyma syphilitique*, est plus grave et plus fréquente

que la forme précédente. Elle arrive plusieurs mois après
l'accident primitif, et souvent ne se développe qu'un an
et deux ans plus tard. Dans quelques cas, l'éruption est
précédée de quelques symptômes généraux : malaise,
céphalée, fièvre ; et comme les pustules ressemblent à
celle de la variole, on a pu quelquefois lui donner le nom
de *variole syphilitique*.

L'ecthyma syphilitique est caractérisé par des taches
rouges sur lesquelles se développent des pustules tantôt
pleines, tantôt ombiliquées comme celles de la variole.
Ces pustules sont assez larges, elles ont les dimensions
d'un pois, d'une pièce de 20 centimes, et quelquefois
celles d'une pièce de 50 centimes et même de 1 franc.
Elles sont arrondies, isolées ou disposées par groupes, de
manière à se réunir et à se confondre plusieurs ensemble ;
elles renferment un pus épais, jaunâtre ; souvent le liquide est composé de pus et de sang mélangés. La base
de la pustule n'est pas indurée comme dans la variété
précédente, mais elle est entourée d'une auréole d'un
rouge sombre. La rupture des pustules, en amenant au
dehors l'épanchement du liquide, donne naissance à des
croûtes rugueuses, inégales, d'un brun verdâtre, plus
larges que la pustule elle-même. Si l'on fait tomber ces
croûtes, on trouve au-dessous une ulcération superficielle,
un peu fongueuse, entourée de l'auréole brune que nous
venons d'indiquer. Lorsque ces croûtes se détachent
d'elles-mêmes après que les ulcérations sont sèches, elles
laissent à nu des taches violacées qui mettent plusieurs
mois à disparaître, et qui laissent des cicatrices superficielles, souvent indélébiles.

Ordinairement il existe plusieurs pustules en même

temps, et l'on en voit quelquefois jusqu'à vingt ou trente disséminées sur le tronc ou les membres inférieurs.

L'ecthyma syphilitique siége souvent sur le cuir chevelu, et alors il s'accompagne d'alopécie ; les pustules donnent naissance à des croûtes brunes, arrondies, qui entraînent les cheveux dans leur chute. On rencontre encore cette syphilide au tronc et aux membres.

L'ecthyma syphilitique dure souvent longtemps ; il est entretenu par des poussées successives ; il est surtout fréquent chez les individus anémiés, mal nourris et qui ont les premiers signes de la cachexie syphilitique. Aussi n'est-il pas rare de le voir associé à des phénomènes généraux graves du côté du tube digestif et du côté de la nutrition ; chez quelques malades, particulièrement chez les individus débilités par une cause quelconque, l'ecthyma syphilitique peut paraître assez vite après le phénomène primitif, deux à quatre mois par exemple : il est alors l'indice d'une syphilis grave, de la variété de syphilis désignée sous le nom de *maligne*.

Diagnostic. — Lorsque l'apparition de l'ecthyma syphilitique a été accompagnée de phénomènes généraux, lorsque les pustules sont ombiliquées, il peut être confondu avec une *variole* discrète. Nous avons vu commettre cette erreur qu'on éviterait en faisant attention à la spécialité des symptômes généraux de la variole, et qui serait d'ailleurs bientôt dissipée par la marche de la maladie. Quant à l'*ecthyma cachectique*, il ressemble peu aux pustules syphilitiques, il n'arrive que chez les enfants ou les vieillards, il siége presque exclusivement aux membres inférieurs, les pustules sont plus grosses, et il n'y a pas les phénomènes concomitants de la syphilis.

L'ecthyma de la gale occupe surtout les mains, les pieds et les fesses, il est accompagné de violentes démangeaisons, il n'a pas l'auréole brune, et il coïncide avec des sillons, particulièrement aux mains.

4° SYPHILIDE SQUAMEUSE.

M. Bazin n'admet pas la syphilide squameuse comme forme spéciale ; il pense que les squames sont toujours consécutives à d'autres lésions, et qu'elles ne sont jamais primitives. En effet, les squames apparaissent souvent à la dernière période d'évolution des papules ou des tubercules; mais, dans d'autres cas, ces squames ne sont précédées par aucune autre lésion élémentaire, et elles se montrent réellement dès le début de l'éruption; alors on est bien obligé de les admettre comme une forme primitive d'éruption syphilitique, c'est ce que nous ferons en nous appuyant sur des observations positives. Nous admettons trois variétés de syphilides squameuses : *a.* la syphilide squameuse en gouttes; *b.* la syphilide squameuse circinée; *c.* la syphilide squameuse palmaire et plantaire.

a. Syphilide squameuse en gouttes.

La syphilide squameuse en gouttes, désignée encore par certains auteurs sous le nom de *psoriasis syphilitique*, est caractérisée par des taches arrondies, à peine saillantes, de la largeur de trois millimètres à un centimètre. Ces taches, qui présentent la coloration syphilitique, sont recouvertes en partie par des squames très-fines, blanches et non imbriquées. Au bout de quelques semaines, la saillie diminue, les squames tombent, et il reste une tache arrondie plus ou moins régulière, présentant une coloration cuivrée très-manifeste. Dans quelques cas, avant que la guérison ne s'établisse, il y a plusieurs desquamations successives, dont les squames sont de plus en plus fines. La tache cuivrée disparaît elle-même peu à peu et ne laisse pas de cicatrice.

Le psoriasis syphilitique apparaît de six mois à deux ans après l'accident primitif, et il est rarement mêlé avec d'autres syphilides intermédiaires. Lorsqu'une éruption syphilitique squameuse apparaît à une période plus précoce, on doit penser qu'elle n'est pas primitive, mais que les squames ont succédé à une éruption papuleuse.

Le siége le plus fréquent de cette syphilide est sur le tronc et sur les membres, surtout sur les membres supérieurs.

Diagnostic. — La première chose à indiquer, c'est la différence entre la syphilide squameuse et le psoriasis dartreux ; on distingue ces deux affections, qui se ressemblent beaucoup au premier abord, aux caractères suivants : dans le psoriasis commun, les squames sont épaisses, imbriquées ; lorsqu'on enlève les plus superficielles, on en trouve d'autres au-dessous, et l'on arrive difficilement jusqu'à la tache rouge qui les supporte ; l'absence de démangeaisons n'éclaire que peu le diagnostic, car si ce symptôme ne se montre pas dans la syphilide squameuse, il manque souvent dans le psoriasis dartreux. Mais on consultera avec soin le siége de l'éruption, on constatera le psoriasis principalement aux coudes et aux genoux, tandis que la syphilide squameuse est dispersée partout, et se trouve souvent associée à d'autres accidents syphilitiques, soit de la peau, soit des muqueuses ; car dans les cas douteux, le diagnostic ne peut quelquefois être établi qu'à l'aide des phénomènes concomitants, qui accompagnent ou qui précèdent fréquemment le psoriasis syphilitique.

b. Syphilide squameuse circinée.

Cette forme de syphilide squameuse est plus fréquente que la première, et elle est surtout caractérisée par la disposition circulaire. Elle se présente sous la forme de taches d'un rouge brun, peu saillantes, formant des cercles, des segments de cercle dont le centre est habituellement sain. Sur ces taches, de la grandeur d'une pièce de 1 ou de 2 francs, on voit des squames blanches, fines, non imbriquées. Puis la saillie s'efface peu à peu, les squames tombent, et il reste une tache cuivrée qui disparaît plus tard.

Cette syphilide siége le plus souvent à la figure et au cou ; elle est surtout fréquente autour des lèvres et au menton ; elle occupe rarement les membres, et dans ce cas on la rencontre au-dedans des coudes et aux jarrets, et non en dehors comme dans la lèpre vulgaire. Dans certains cas, les taches sont plus saillantes, plus larges, les squames sont plus épaisses et la durée est plus longue ; alors l'éruption est plus tardive, elle arrive une ou plusieurs années après l'accident primitif. Au contraire, les plaques, peu saillantes et peu étendues, se montrent plus tôt, quelquefois elles apparaissent avec les éruptions précoces.

La syphilide squameuse circinée superficielle a une marche assez rapide, et sa durée n'est que de quelques semaines. La variété tardive à squames épaisses présente une marche plus lente et elle peut persister plusieurs mois.

Diagnostic. — La disposition circulaire des taches, les squames fines et non imbriquées sur une surface cuivrée, sont les principaux caractères de cette variété de syphilide squameuse. Le *psoriasis* s'en distingue par ses squames plus épaisses et imbriquées, par son siége et par l'absence des phénomènes syphilitiques concomitants. L'*herpès circiné* lui ressemble beaucoup, mais il se reconnaît par sa marche centrifuge et par l'absence d'autres accidents syphilitiques; dans quelques cas, le diagnostic est véritablement incertain, alors il faut savoir attendre avant de se prononcer, et suivre la marche de l'éruption qui s'étendra dans la maladie parasitaire et qui restera stationnaire dans la syphilis.

c. Syphilide palmaire et plantaire.

Dans certains cas assez fréquents, la syphilide squameuse prend un aspect particulier dû au siége qu'elle occupe, à la paume des mains et à la plante des pieds. Cette forme est caractérisée par des taches un peu saillantes, arrondies, d'une couleur franchement cuivrée, recouvertes de squames dures, grisâtres; ces taches sont tantôt isolées; tantôt elles sont confluentes et forment alors une plaque, qui s'étend quelquefois à la main jusqu'au poignet, et qui remonte aux pieds jusqu'aux malléoles. Par suite des mouvements des parties atteintes,

cette plaque se fendille et forme des gerçures, des rha-
gades souvent très-douloureuses. Aux limites des squames
ou des plaques, on trouve un liséré rouge-brun caractéristique qui paraît sous la forme de segments de cercle.

Lorsque l'éruption a envahi toute la paume des mains
et toute la plante des pieds, elle a une marche assez lente,
sa durée est de plusieurs mois; elle se prolonge même
quelquefois pendant plusieurs années, et alors le traitement spécifique général a peu d'influence pour sa guérison. C'est aux moyens locaux, aux pommades au goudron, aux lotions ou aux onctions mercurielles qu'il faut
s'adresser pour faire disparaître cette affection intermi-
nable.

Diagnostic. — La syphilide squameuse limitée à la
paume des mains et à la plante des pieds offre une très-
grande ressemblance avec le *psoriasis dartreux* occupant
le même siége ; et le plus souvent, le diagnostic est impossible, s'il n'existe pas en même temps d'autres accidents syphilitiques. Cependant le psoriasis simple présente ordinairement une teinte d'un rouge plus vif, il est
le siége de démangeaisons assez vives, il n'est pas formé
par la réunion de cercles entourés de l'auréole cuivrée
syphilitique, enfin le plus souvent il n'est pas aussi bien
limité aux mains et aux pieds, et l'on peut trouver des
plaques dans d'autres régions, spécialement aux coudes et
aux genoux.

5° SYPHILIDE TUBERCULEUSE.

On appelle tubercules syphilitiques de la peau, des
tumeurs indolentes, arrondies, du volume d'un pois et

quelquefois d'une noisette, de consistance assez ferme et d'une couleur franchement cuivrée. Ces tubercules peuvent se terminer par résolution ou par ulcération, et dans ce dernier cas, il en résulte une plaie plus ou moins profonde. Tantôt ils sont disséminés sur toute la surface du corps, tantôt ils sont groupés dans une ou plusieurs régions. Les différences que présentent ces tubercules dans leur époque d'apparition par rapport à la maladie principale, dans leur marche, dans leur terminaison, les ont fait diviser en deux espèces bien distinctes : la première comprenant la syphilide tuberculeuse disséminée et la syphilide tuberculeuse en groupes, la seconde se rapportant à la syphilide tuberculeuse perforante et à la syphilide tuberculeuse serpigineuse. Comme la première espèce se développe à la fin de la période des accidents secondaires, nous allons en décrire les deux formes, avec les syphilides intermédiaires ; tandis que la seconde espèce n'apparaissant que très-tard, quelquefois dix, quinze, et même trente ans après le phénomène primitif, nous la décrirons plus loin avec les syphilides tardives, en la confondant sous le nom générique de *syphilide ulcéreuse perforante et serpigineuse*, avec d'autres affections débutant par des lésions élémentaires différentes, des pustules ou des bulles, mais se terminant de même par des ulcérations spéciales.

a. Syphilide tuberculeuse disséminée.

La syphilide tuberculeuse disséminée n'est, à proprement parler, qu'une syphilide papuleuse exagérée. M. Bazin ne fait de ces deux syphilides qu'une seule va-

riété, la syphilide papulo-tuberculeuse. Nous conserve-
rons distinctes les deux formes papuleuse et tuberculeuse, parce qu'elles présentent des caractéres objectifs
différents, et surtout parce que l'époque de leur apparition n'est pas habituellement la même; en effet, tandis
que la syphilide papuleuse est un des phénomènes secondaires les plus précoces, il est rare que la syphilide tuberculeuse disséminée apparaisse avant le quatrième mois;
de plus, cette dernière affection a une marche plus lente,
et elle laisse souvent après elle des cicatrices superficielles.

La syphilide tuberculeuse disséminée est caractérisée
par de petites tumeurs arrondies ou ovalaires, d'une
consistance médiocre, du volume d'un pois, luisantes,
d'une couleur d'un rouge foncé d'abord, devenant bientôt
franchement cuivrée. Ces tubercules sont ordinairement
disséminés d'une manière irrégulière; quelquefois, par
leur assemblage, ils forment des cercles ou des segments
de cercle. La peau qui se trouve entre les tubercules est
un peu terne et flétrie; lorsque l'éruption est confluente,
dans l'intervalle des petites tumeurs, elle présente la
même coloration que les tubercules eux-mêmes. Au bout
d'un certain temps, les tubercules se recouvrent d'une
squame superficielle et blanche qui se détache d'abord
par la circonférence; puis ils s'affaissent peu à peu. Ils ne
sont pas susceptibles de s'ulcérer, mais ils disparaissent
par résolution en laissant à leur place une légère dépression, sur laquelle persiste encore longtemps la coloration
brune violacée du maigre de jambon. Cette tache s'affaiblit peu à peu, devient grisâtre, et au bout de plusieurs
semaines elle peut disparaître sans laisser de trace;

quelquefois elle est suivie d'une cicatrice lisse, superficielle, de la grandeur du tubercule, laquelle n'est pas le
résultat d'un travail d'ulcération et de réparation, mais
survient seulement par le fait d'une absorption interstitielle dans le tissu même de la peau.

La syphilide tuberculeuse disséminée peut se montrer
sur tout le corps ; mais on la rencontre principalement
sur la figure et au front, sur le tronc et sur les membres
supérieurs.

Diagnostic. — On ne peut confondre la syphilide tuberculeuse disséminée avec aucune autre éruption ; la saillie
des tubercules, leur couleur manifestement cuivrée,
l'absence de pustule à leur sommet, les phénomènes
·syphilitiques qui les accompagnent ou qui les ont précédés, suffiront pour la distinguer de l'*acné indurée* qui
présente, au premier abord, quelques caractères semblables ; on doit savoir, d'ailleurs, que l'acné a pour siége
d'élection exclusive le visage, le dos ou la poitrine, tandis
qu'il est rare que la syphilide tuberculeuse soit aussi
bornée.

b. Syphilide tuberculeuse en groupes.

La syphilide tuberculeuse en groupes est une manifestation secondaire tardive ; elle arrive un an, deux ans et
même plus tard, après l'accident primitif ; elle se montre
souvent en même temps que l'iritis, que le testicule syphilitique, mais elle peut être encore plus tardive ; son apparition est quelquefois précédée par des douleurs rhumatoïdes limitées aux régions sur lesquelles elle doit se
développer.

La syphilide tuberculeuse en groupes peut se présenter

sous plusieurs aspects : tantôt elle apparaît sous la forme
d'un irrégulier assemblage de tubercules globuleux petits
et durs, luisants et d'un rouge cuivré intense ; ils font peu
de saillie au-dessus de la peau, mais leur base semble en
occuper toute l'épaisseur ; d'autres fois, et c'est le plus
souvent, ils sont groupés d'une manière régulière, et
figurent, par leur rapprochement, des cercles ou des
segments de cercle. Ces tubercules, durs et solides, souvent recouverts d'une petite squame sèche et grisâtre, ne
présentant pas de suintement, n'étant accompagnés ni de
prurit, ni de cuisson, sont placés les uns à côté des autres sans se confondre : tout en formant un cercle ou une
partie de cercle, ils restent ordinairement distincts les
uns des autres, et le bord saillant du disque est interrompu autant de fois qu'il y a de tubercules. Dans quelques circonstances cependant ils sont plus nombreux,
ils se réunissent par leurs bords, et ils forment un bourrelet continu. Le développement de ces cercles peut se
faire de deux façons : les tubercules apparaissent et circonscrivent tout de suite un espace arrondi limité par un
bord saillant, et dont le centre sain présente une coloration
d'un gris plombé ; ou bien un ou plusieurs tubercules apparaissent et se développent sur un point circonscrit, puis
ils s'affaissent et laissent une cicatrice ; pendant qu'ils se
résolvent, d'autres tubercules apparaissent autour d'eux
et forment ainsi un cercle circonscrivant la place primitivement affectée ; une fois développés, ces tubercules
peuvent se guérir, de nouveaux peuvent apparaître à côté
des anciens ; et cela plusieurs fois successives, l'éruption
se faisant en suivant une marche centrifuge. Dans ces cas,
au bout de deux ou trois mois, le centre de la plaque est

occupé par une cicatrice légère, présentant d'abord une coloration rouge cuivrée, et offrant plus tard une tache blanche.

Le siége de cette syphilide est spécialement au visage, et plus particulièrement au front, aux lèvres, autour des ailes du nez; on peut encore la rencontrer, mais plus rarement sur les membres supérieurs, à l'attache inférieure du deltoïde et à l'épaule, sur les membres inférieurs à la partie interne des cuisses, et plus rarement sur le tronc.

Les tubercules, d'abord d'un rouge assez vif, prennent promptement la coloration cuivrée spécifique, laquelle devient de plus en plus tranchée. Leur surface luisante et unie se recouvre à la fin d'une légère exfoliation épidermique. Puis les tumeurs s'affaissent, et l'on ne voit bientôt plus qu'une tache avec la coloration spécifique; lorsque cette tache a disparu, il reste une cicatrice déprimée, souvent indélébile, quoiqu'il n'y ait pas eu d'ulcération. Dans certains cas, le centre des tubercules se ramollit, et il survient des ulcérations assez profondes, recouvertes de croûtes présentant la coloration verdâtre caractéristique. Lorsque ces ulcérations sont guéries, elles laissent après elles une cicatrice déprimée, brunâtre, qui devient blanche plus tard.

La marche de cette syphilide est assez lente, et la durée des tubercules est toujours longue. Souvent la durée de la maladie est prolongée très-longtemps par l'apparition de nouveaux groupes de tubercules se développant au moment où les premiers s'affaissent.

Diagnostic. — Le diagnostic de la syphilide tuberculeuse en groupes est facile; le siége et la forme de l'éruption, la teinte cuivrée, l'absence de phénomènes locaux inflammatoires, suffisent presque toujours pour la faire reconnaître. La *scrofulide tuberculeuse* peut cependant être facilement confondue avec la syphilide tuberculeuse ; on distinguera ces deux éruptions à l'aide des caractères suivants : le tubercule scrofuleux est moins dur, demi-transparent, plus violacé, et il est accompagné du gonflement du tissu cellulaire sous-cutané ; les cicatrices sont plissées, irrégulières, souvent saillantes, tandis que celles du tubercule syphilitique sont circulaires, blanchâtres et assez lisses. Il est cependant des cas douteux, dans lesquels les caractères objectifs ne présentant pas des signes diagnostiques suffisants, on est obligé alors de s'aider des phénomènes antérieurs et concomitants, et du résultat premier du traitement.

Pronostic. — La syphilide tuberculeuse en groupes est plus grave que toutes celles que nous avons déjà décrites, car elle appartient à un âge plus avancé de la syphilis, elle a une durée longue, et elle laisse habituellement des cicatrices indélébiles.

III. — Syphilides tardives.

Les syphilides tardives apparaissent rarement dans les deux premières années qui suivent l'infection, et elles peuvent arriver cinq, dix, vingt ans après l'accident primitif. Leur apparition n'est précédée habituellement d'aucun phénomène prodromique, et la lésion élémentaire a ordinairement une durée assez courte pour qu'on puisse rarement la constater ; lorsque le malade vient consulter le médecin, on trouve une ou plusieurs croûtes verdâtres, épaisses, inégales, recouvrant une ulcération assez profonde, laquelle présente tous les caractères des ulcères syphilitiques. Le siége et le nombre des croûtes varient avec la variété des syphilides; dans les unes, on trouve une seule croûte très-épaisse, siégeant au nez ou aux lèvres; dans d'autres, il y a plusieurs croûtes situées en différents endroits du corps.

La marche des syphilides tardives est ordinairement très-lente; si l'on voit quelquefois des ulcérations se cicatriser promptement sous l'influence d'un traitement convenable, d'autres fois la durée est de plusieurs années, la maladie se prolongeant soit par des poussées successives, soit par une marche extensive dans la même région, soit en restant stationnaire. La guérison est plus rapide et le traitement plus efficace dans la variété pustulo-crustacée que dans la variété ulcéreuse, qui résiste souvent aux médicaments et qui récidive facilement. Les syphilides tardives laissent toujours après elles des cicatrices très-apparentes, et quelquefois de véritables difformités.

Ces syphilides arrivent en même temps que les phénomènes tertiaires, tels que les exostoses, les nécroses, les gommes et les ulcérations profondes du larynx et de la bouche.

Nous admettons deux formes de syphilides tardives : 1° la *syphilide pustulo-crustacée*, caractérisée par des croûtes épaisses et inégales; et 2° la *syphilide ulcéreuse*, caractérisée par des ulcérations tendant à s'accroître soit en superficie, soit en profondeur.

1° SYPHILIDE PUSTULO-CRUSTACÉE.

La syphilide pustulo-crustacée a pour principal caractère l'existence d'une croûte recouvrant une ulcération ordinairement peu profonde. Cet accident tertiaire de la syphilis peut se développer de plusieurs manières : l'éruption débute soit par une pustule d'ecthyma profond, soit par plusieurs petites pustules semblables à celles de l'impétigo, soit par des pustules bulleuses contenant un mélange de sang, de pus et de sérosité. Toutes ces vésico-pustules se rompent vite, et donnent promptement naissance à une croûte plus ou moins épaisse, sous laquelle il y a une ulcération assez étendue. Comme souvent l'élément primitif a une durée tellement courte qu'on ne peut la constater, nous avons réuni toutes ces éruptions sous le nom générique de *pustulo-crustacées;* quelques caractères cependant permettent quelquefois de reconnaître à quelle éruption primitive ont succédé les croûtes et les ulcérations. C'est ainsi que, lorsque la syphilide pustulo-crustacée succède à des pustules d'ecthyma, on peut souvent constater la base plus ou moins épaisse, engorgée, comme furonculeuse, qui entoure la croûte. Lorsqu'elle débute par un groupe de petites pustules confluentes, on voit apparaître d'abord une tache rouge, sur laquelle se développent des pustules qui se rompent rapidement et donnent naissance à une croûte épaisse et verdâtre. Souvent aussi on voit l'éruption commencer par une pustule assez large, peu élevée au-dessus de la peau, un peu ridée à sa surface, et contenant un liquide brun, mélange de pus et de sang; l'épiderme se rompt promptement, et il se forme une croûte épaisse, inégale, verdâtre, dure, en forme de coquillage ; c'est là le rupia des auteurs, lequel n'est pour nous qu'une éruption pustuleuse survenant chez un individu débilité et cachectique.

Quel qu'ait été le début de la syphilide pustulo-crustacée, à un moment donné, on constate sur le malade une ou plusieurs croûtes siégeant le plus souvent à la tête ou aux membres inférieurs ; ces croûtes sont épaisses, adhérentes, sèches, d'un noir verdâtre caractéristique. Elles présentent, d'ailleurs, quelques différences selon la forme initiale : ainsi, dans la forme ecthymateuse, la croûte est bombée au centre, et ses bords sont enchâssés dans la peau environnante, qui est épaissie, saillante et cuivrée ; dans la forme impétigineuse, les croûtes sont moins saillantes, inégales, granuleuses, fendillées, débordant la surface ulcérée ; dans le rupia, les croûtes sont noirâtres, saillantes, coniques, stratifiées comme des écailles d'huîtres, et entourées par l'auréole cuivrée. Souvent, autour de la croûte, l'épiderme se soulève, il s'y accumule une nouvelle quantité de sérosité puro-sanguinolente, laquelle se dessèche et augmente en étendue la croûte déjà formée et plus épaisse au centre.

Les croûtes dont nous venons de parler sont très-adhérentes ; mais lorsqu'elles sont enlevées fortuitement, on trouve au-dessous d'elles des ulcérations plus ou moins larges, plus ou moins profondes, mais dont l'étendue dépasse rarement celle d'une pièce de 5 francs ; leurs bords sont taillés à pic, épais, quelquefois ils sont renversés en dehors ; leur fond est inégal, granuleux, quelquefois fongueux, formé par des bourgeons charnus, tantôt rouges, tantôt grisâtres et recouverts d'une fausse membrane qu'on retrouve souvent dans les ulcères syphilitiques. La suppuration est sanieuse, sanguinolente, très-plastique; si on ne l'enlève pas par des lotions ou des applications renouvelées, elle ne tarde pas à se concréter pour former une nouvelle croûte, qui se présente avec les caractères de coloration et de disposition déjà signalés.

Lorsque la maladie est près de se terminer, on voit les croûtes devenir de plus en plus sèches, elles s'affaissent, se contractent sur elles-mêmes, l'auréole qui les entoure prend une teinte moins rouge et quelquefois se recouvre d'une exfoliation lamelleuse. L'adhérence de la croûte à la peau diminue; elles vacillent, puis tombent et laissent à nu une surface rouge violacée, inégale, sur laquelle se forme une cicatrice arrondie et déprimée, cuivrée d'abord et plus tard d'un blanc mat.

Les ulcérations sont, le plus souvent, en petit nombre; on en trouve ordinairement cinq ou six disséminées; quelquefois on n'en rencontre qu'une ou deux, et plus rarement elles existent en grand nombre; mais, dans ce cas, l'éruption a commencé par des pustules pseudo-bulleuses développées sur un sujet atteint de cachexie. Le siége des ulcérations varie habituellement selon la lésion primitive; ainsi, elles siégent surtout aux membres inférieurs dans la forme ecthymateuse; et dans la forme impétigineuse, elles occupent de préférence le visage, le cuir chevelu, le cou et la poitrine.

La marche de la syphilide pustulo-crustacée est essentiellement chronique; sa durée est en rapport avec l'état général du malade : chez les sujets cachectiques, l'éruption se prolonge souvent pendant des années ; dans tous les cas, la maladie est d'ailleurs entretenue par des poussées successives, qui se renouvellent quelquefois à des intervalles assez longs pour qu'on ait cru à une guérison démentie par une récidive.

Diagnostic. —La forme ecthymateuse pourrait être confondue avec l'*ecthyma cachecticum simplex*, mais cette dernière maladie se rencontre surtout chez les enfants et chez les vieillards ; elle siége presque exclusivement aux membres inférieurs, les pustules sont plus nombreuses, puis rapprochées, l'auréole est plus violacée, et les ulcérations sont plus superficielles.

Mais c'est surtout la *scrofulide pustuleuse* qui pourrait être confondue avec la syphilide pustulo-crustacée ; en effet, dans les deux affections, on trouve une surface circonscrite présentant des pustules agminées, donnant naissance plus tard à une ulcération recouverte d'une croûte épaisse. Mais on doit savoir que la croûte de la scrofulide est noire ou blanche, et non d'un noir verdâtre comme dans la syphilide ; les ulcérations scrofuleuses ont des bords déchiquetés, décollés et non taillés à pic, et leur fond n'a pas la pseudo-membrane grisâtre spéciale à la syphilis. Enfin, les cicatrices, au lieu d'être déprimées et d'un blanc mat, sont saillantes, irrégulières, rouges·violacées d'abord et rosées plus tard. Pour établir le diagnostic dans les cas douteux, on aura recours aux antécédents du malade, aux phénomènes concomitants, et, si cela ne suffit pas, au résultat du traitement.

Pronostic. — La syphilide pustulo-crustacée présente une certaine gravité ; elle laisse des cicatrices indélébiles,

qui sont surtout fâcheuses lorsqu'elles siégent à la figure;
elle dénote une infection profonde et invétérée qu'il
est difficile de combattre entièrement; le pronostic est
surtout fâcheux dans l'ecthyma rupiforme, qui s'accompagne souvent des phénomènes de la cachexie syphilitique, état dont nous avons déjà indiqué la gravité, tant
à cause de l'altération profonde de la nutrition, que par
l'impossibilité où l'on se trouve de continuer assez longtemps la médication spécifique.

2° SYPHILIDE ULCÉREUSE.

Sous le nom de *syphilide ulcéreuse*, nous avons réuni
les syphilides caractérisées surtout par une ulcération
profonde avec tendance à l'extension, quelle qu'ait été
d'ailleurs la lésion élémentaire. En effet, souvent les lésions anatomiques primitives, que ce soient des pustules
ou des tubercules, ont une marche très-rapide, et les
malades ne viennent consulter que lorsque la maladie
consiste en une ulcération plus ou moins grave; et comme
alors l'aspect, la forme et la marche de la maladie sont
les mêmes, malgré la diversité de la lésion élémentaire,
nous pensons qu'on doit surtout faire attention à l'ulcération, et que c'est elle qui forme le caractère dominant de
ces affections cutanées.

La syphilide ulcéreuse présente à étudier deux variétés
relatives à l'extension de la maladie, laquelle a lieu soit
en superficie, soit en profondeur : dans le premier cas,
c'est la syphilide ulcéreuse serpigineuse ; dans le second,
c'est la syphilide ulcéreuse perforante.

a. Syphilide ulcéreuse serpigineuse.

La syphilide ulcéreuse serpigineuse peut commencer par une syphilide pustulo-crustacée, comme nous l'avons dit plus haut, et alors cette affection, au lieu de se circonscrire, s'étend en largeur par le développement de nouvelles pustules. Mais souvent aussi, la syphilide serpigineuse débute par des tubercules rouges, durs, lisses, arrondis, indolents, dont le volume varie depuis celui d'un pois à celui d'une noisette. Ces tubercules, en nombre variable, peuvent rester un certain temps stationnaires, puis ils s'enflamment, se ramollissent, la peau qui les recouvre se perfore, et le pus se concrète en une croûte épaisse, inégale, d'un vert noirâtre. Dessous cette croûte, on trouve une ulcération peu profonde, à bords taillés à pic, saillants et durs ; lorsque les croûtes sont enlevées, on voit que le fond de l'ulcère est grisâtre et recouvert d'un pus sanieux, grisâtre, souvent fétide, qui forme de nouvelles croûtes épaisses. Quand la guérison survient, les bords de l'ulcération s'affaissent, le fond devient rouge, granuleux, la croûte s'amincit, se détache ; et lorsqu'elle tombe, elle laisse voir une cicatrice d'un brun violacé, qui plus tard se transforme en une tache blanche indélébile, soit unie, soit très-légèrement inégale.

Ordinairement, en même temps que les premières ulcérations se cicatrisent, de nouvelles pustules ou de nouveaux tubercules apparaissent, puis s'ulcèrent et forment de nouvelles croûtes et de nouveaux ulcères, de sorte que souvent, chez le même malade, on peut rencontrer des tubercules encore durs, d'autres qui se ramollissent, des croûtes noirâtres, épaisses, stratifiées, des ulcérations grisâtres à bords taillés à pic, et enfin des cicatrices violettes ou blanches.

Cette extension de l'ulcération peut se faire en plusieurs sens : elle peut avoir lieu par un mouvement centrifuge complet, ce qui est assez rare ; elle peut suivre une traînée ; mais le plus souvent, elle se fait par un mouvement centrifuge incomplet, une partie de la circonférence se guérit pendant que le reste continue à progresser. On voit alors un sillon assez large, recouvert d'une croûte verdâtre, inégale, s'avançant de plus en plus en forme de tranchée.

Le siège de la syphilide ulcéreuse serpigineuse est surtout autour des articulations, sur le dos, sur les épaules, et même à la face. Il peut n'exister qu'une seule ulcération, mais le plus souvent il y en a plusieurs, et quelquefois un grand nombre sur le même malade.

Cette syphilide n'est accompagnée ni de douleur, ni de démangeaison ; la santé générale est très-souvent bonne, et la cachexie, que l'on rencontre quelquefois, doit être attribuée à la syphilis plutôt qu'à la manifestation cutanée.

La marche de cette syphilide est très-lente, à cause de sa tendance à l'extension ; cependant elle cède assez facilement à un traitement bien fait. Lorsque la guérison doit arriver, l'ulcération se déterge et prend les caractères d'une plaie simple ; la croûte s'amincit, devient moins foncée, puis tombe, et à sa chute on voit à sa place une tache brunâtre, qui s'efface graduellement pour laisser une cicatrice indélébile. Cette cicatrice présente souvent un aspect gaufré, et les dépressions indiquent la place où se trouvaient les ulcérations les plus profondes.

On doit être prévenu que cette syphilide récidive facilement lorsqu'on a interrompu le traitement ; il n'est pas rare de voir des malades qui présentent ainsi plusieurs éruptions semblables pendant deux ou trois ans.

Diagnostic. — La syphilide ulcéreuse serpigineuse ne peut être confondue qu'avec la scrofulide pustuleuse et avec le chancre phagédénique. L'ulcération de la *scrofulide pustuleuse* est d'une teinte plus pâle ; ses bords sont irréguliers, déchiquetés, décollés ; le pus est plus liquide et comme séreux ; les croûtes sont ou blanches, ou jaunes, ou noires, mais elles n'ont pas la coloration d'un vert noir qu'on rencontre dans la syphilis ; on ne retrouve ni dans l'auréole qui entoure les plaies, ni dans les cicatrices commençantes la couleur brune caractéristique. Nous avons vu souvent confondre avec la syphilide serpigineuse un *chancre phagédénique* datant de plusieurs mois ; l'aspect mamelonné de l'ulcération, son siége dans un endroit où se développent ordinairement les ulcères primitifs, la marche envahissante de la plaie, l'absence de tout phénomène de syphilis générale, et avant tout l'inoculation possible avec le pus qui en provient, sont autant de signes qui serviront à distinguer le chancre phagédénique.

Pronostic. — La scrofulide serpigineuse est une affection grave, parce qu'elle dénote une infection profonde ; elle est grave encore, parce qu'elle laisse après elle des cicatrices indélébiles et quelquefois des brides gênant les mouvements ; enfin, si elle a une étendue considérable, la suppuration peut être assez abondante pour exercer une influence fâcheuse sur la constitution et pour augmenter les accidents de la cachexie.

b. Syphilide ulcéreuse perforante.

La syphilide ulcéreuse perforante commence le plus souvent par des tubercules ; elle siége communément au visage, sur le nez, sur les lèvres ou les oreilles. Elle débute par deux ou trois tubercules indolents, assez volumineux, mais enfoncés dans la peau de manière à ne faire qu'une légère saillie ; leur sommet devient rouge, se ramollit, et la peau est entamée ; il se forme alors une croûte noirâtre très-épaisse, très-rugueuse, qui recouvre une ulcération d'abord superficielle. Bientôt la plaie envahit toute l'épaisseur du tubercule et, continuant sa marche progressive, elle détruit tous les tissus qu'elle rencontre, sans être arrêtée ni par les cartilages ni par les os. Lorsque la croûte tombe, on aperçoit une ulcération profonde, anfractueuse, dont les bords sont saillants et unis, et le fond grisâtre ; le pus, sanieux et fétide, mais très-plastique, forme promptement une nouvelle croûte, qui ne tarde pas à prendre les caractères particuliers de coloration et d'aspect que nous venons d'indiquer. Pendant toute la durée de cette affection, il n'y a aucune réaction locale ou générale due à l'affection ; les phénomènes de douleur ou de cachexie appartiennent soit à des exostoses, soit à la syphilis elle-même.

La durée de cette maladie est toujours très-longue, et elle est moins facilement modifiée par le traitement que la forme serpigineuse. Cependant elle se termine souvent par la guérison ; alors l'ulcération se déterge, ses bords s'affaissent, le fond devient rouge et granuleux comme une plaie simple, et la cicatrisation s'opère. Les cicatrices, d'abord brunâtres, blanchissent peu à peu, elles sont souvent irrégulières, déprimées. A la suite de ces ulcères, il reste quelquefois des brides, des difformités et des pertes de substances ; une aile du nez peut manquer, et lorsque les os du nez ont été atteints, il en résulte une déformation fâcheuse du visage.

Diagnostic. — La syphilide perforante peut être confondue avec la scrofulide perforante et avec les ulcérations du cancer. La *scrofulide perforante* présente les mêmes caractères que ceux que nous avons signalés pour la forme pustuleuse de la scrofule ; ces signes, avec les antécédents et les phénomènes concomitants, suffisent le plus souvent pour établir le diagnostic. Les ulcérations produites par un *cancroïde* présentent des signes différents : elles ont débuté par un bouton verruqueux, qui a persisté longtemps avant de s'ulcérer ; elles présentent des bords saillants, déjetés en dehors ; les cicatrices, lorsqu'elles se forment, sont plus apparentes ; enfin, le diagnostic est aidé par le caractère négatif des phénomènes antérieurs et concomitants.

Pronostic. — La syphilide ulcéreuse perforante est la forme cutanée la plus grave de la syphilis ; par sa durée, par sa profondeur, par les cicatrices difformes et indélébiles qu'elle laisse après elle, et par les symptômes de cachexie qui l'accompagnent quelquefois, elle constitue une affection très-sérieuse.

TRAITEMENT DES SYPHILIDES.

Le traitement des syphilides comprend deux indications : le traitement général, qui n'est autre que celui de la syphilis elle-même, et le traitement local qui, le plus souvent, n'est qu'accessoire.

Le *traitement général* des syphilides varie selon la période de la syphilis à laquelle appartient l'éruption que l'on observe. C'est pour cette raison toute pratique que nous avons divisé les syphilides en précoces, intermédiaires et tardives.

Les syphilides *précoces*, se développant en même temps que les accidents secondaires, demandent le même traitement, et c'est au mercure que l'on doit avoir recours. Nous avons dit au traitement de la syphilis, que nous donnons habituellement la préférence aux pilules de Sédillot, et nous en prescrivons une ou deux par jour. Dans certains cas, lorsque le malade est faible, anémié, ou lorsque le mercure fait sentir son action vers le tube digestif ou vers les gencives, nous pensons qu'on peut se contenter d'un traitement reconstituant composé de préparations de fer et de quinquina, et d'un régime alimentaire fortifiant; dans ces cas, les syphilides suivent leur marche naturelle et disparaissent spontanément; lorsque cette guérison tarde à venir, on peut plus tard arriver avec avantage aux mercuriaux. Il faut agir de même avec les scrofuleux qui, en général, supportent mal le mercure; on devra leur donner de l'iodure de fer, de l'huile de foie de morue et un régime analeptique; et ce n'est qu'à la fin qu'on pourra leur prescrire des préparations mercurielles pour hâter et consolider la guérison.

Les syphilides *intermédiaires* se montrent en même temps que les accidents de transition et réclament encore le traitement mercuriel. Nous avons déjà dit que, lorsque la syphilide pigmentaire existait seule, il était inutile de faire un traitement, parce qu'elle n'était modifiée ni par le mercure, ni par aucun autre médicament; le temps seul en fait justice.

Les syphilides *tardives* sont, comme tous les accidents tertiaires, assez rapidement modifiées par l'iodure de potassium ; aussi, ce médicament est-il prescrit par tous les médecins ; mais, tandis que la plupart d'entre eux le donnent seul, nous sommes d'avis qu'il est préférable de l'administrer concurremment avec le mercure. MM. Bazin, Gibert et Devergie donnent ces deux médicaments, l'iodure de potassium et le protoiodure d'hydrargyre, réunis dans une même préparation, dans un même sirop; d'après notre observation, nous croyons que ces remèdes ont plus d'action lorsqu'ils sont donnés séparément et à des heures différentes. Nous ordonnons une ou deux pilules de Sédillot pour le soir, et de un à quatre grammes d'iodure de potassium en solution le matin ; nous ne donnons jamais une dose plus considérable d'iodure de potassium, parce que nous avons remarqué que la dose de vingt, de trente grammes, ordonnée par certains médecins, fatigue le malade sans amener plus rapidement la guérison, et nous ajouterons qu'il est même rare que nous élevions la dose au delà de deux grammes par jour.

Nous n'avons pas besoin de répéter ici les contre-indications à l'emploi des spécifiques, tirées de l'état du malade, qui est scrofuleux, débilité, ou tombé dans la cachexie syphilitique. Dans ces cas, les spécifiques sont nuisibles, et ils n'agissent véritablement que lorsque la constitution a été réparée par un traitement reconstituant.

Nous ne parlerons pas ici non plus des autres médicaments vantés dans le traitement de la syphilis ; il est rare qu'ils trouvent leur application dans la thérapeutique des syphilides ; nous avons suffisamment énoncé notre opinion sur ce point en parlant du traitement de la syphilis.

Le *traitement local* est le plus souvent inutile, et la plupart des syphilides guérissent soit spontanément, soit par l'effet du traitement général. Cependant, dans certains cas, des applications locales peuvent être utiles et elles peuvent hâter la guérison. Ainsi, les plaques muqueuses s'effacent plus rapidement lorsqu'on les touche avec quelques liquides astringents, tels que le vinaigre, l'eau chlorurée, ou mieux lorsqu'on les cautérise avec une solution de nitrate d'argent, ou même avec le nitrate acide de mercure ; ce dernier médicament est surtout utile contre les plaques muqueuses de la gorge rebelles au traitement général. Les excroissances verruqueuses, les végétations réclament encore davantage l'emploi des caustiques, du nitrate acide de mercure, de l'acide chromique et de l'acide azotique. Dans certaines formes squameuses, on se trouve bien d'onctions faites avec des pommades à base de goudron ou d'huile de cade.

Les lotions émollientes, les cataplasmes peuvent servir pour faire tomber les croûtes ; mais en général, il est préférable de les respecter pour ne pas mettre à nu les ulcérations, et de les laisser se détacher spontanément sous l'influence du traitement général et lorsque l'ulcération sous-jacente est cicatrisée.

Les ulcérations syphilitiques, surtout celles qui succèdent aux syphilides tardives, ont quelquefois besoin d'être pansées avec des pommades légèrement excitantes, telles que l'onguent digestif, l'onguent Canet, qui semblent favoriser la cicatrisation. Dans ce but, une pommade qui nous a donné d'heureux résultats est la suivante : minium et cinabre deux grammes de chaque, pour trente grammes d'axonge ou de cérat.

Dans le traitement des syphilides, on ne doit pas oublier l'usage des bains simples, alcalins ou sulfureux. Les bains de sublimé, les fumigations cinabrées, que certains médecins ordonnent pour toutes les syphilides, ont beaucoup moins d'action que le mercure administré à l'intérieur, et ils doivent être réservés pour les enfants et pour les personnes dont le tube digestif ne peut supporter les· préparations hydrargyriques.

L'hygiène joue également un rôle important dans la thérapeutique des syphilides ; il faut que le malade s'abstienne de toute excitation, de toute fatigue. Dans les plaques muqueuses qui siégent aux lèvres et à la bouche, il faut proscrire le tabac. La nourriture doit être substantielle, composée principalement de viande ; à la fin de la seconde période de la syphilis et pendant la troisième, on doit prendre un peu de vin pur, un peu de café. Lorsque la guérison tarde à se manifester, un changement d'air et le séjour à la campagne viennent souvent produire une terminaison heureuse. A ce régime hygiénique reconstituant, chez les individus un peu faibles et principalement dans les syphilides tardives, il est bon d'ajouter quelques médicaments toniques, tels que l'iodure de fer, le quinquina, les préparations de gentiane.

Dans certains cas, malgré l'usage des spécifiques et d'un traitement médical et hygiénique bien ordonné, on voit les syphilides persister longtemps, et même récidiver. C'est alors, lorsque surtout la constitution est altérée, qu'il est utile d'envoyer les malades à des *eaux minérales*. Celles qui conviennent le mieux sont les eaux sulfureuses, telles que celles de Baréges, de Luchon, d'Uriage, d'Ax, de Schinznach, d'Aix, d'Enghien, etc. En même temps que les eaux, on peut prescrire un traitement mercuriel ou ioduré, lequel amène habituellement une prompte amélioration; mais chez les individus débilités, cachectiques, il est préférable de n'employer que le traitement thermal, et de ne recourir aux spécifiques que plus tard, lorsque la constitution a été rétablie par l'influence des eaux.

Lorsque les syphilides ont disparu, les eaux sulfureuses sont encore utiles pour consolider la guérison; en rétablissant les forces et l'harmonie des principales fonctions, elles peuvent prévenir des récidives. Pour obtenir ce dernier résultat, l'*hydrothérapie* peut également être avantageuse; elle est indiquée principalement dans les cas d'anémie avec accidents nerveux consécutifs.

Outre cette action sur l'évolution de la maladie syphilitique et sur la santé générale, quelques eaux minérales auraient encore une autre propriété, dont on peut tirer parti pour le diagnostic et pour le pronostic de la syphilis. Cette propriété serait de faire reparaître des éruptions syphilitiques chez des personnes atteintes de syphilis latente. Cette action révélatrice appartiendrait surtout aux eaux de Louesche. Nous ne saurions dire au juste si ces opinions sont fondées sur une observation bien exacte ; mais ce que nous pouvons affirmer comme une vérité incontestable, c'est le bon effet des eaux minérales pour effectuer et pour consolider la guérison des divers accidents syphilitiques, et en particulier des manifestations cutanées.

FIN.

TABLE DES MATIÈRES

FIN DE LA TABLE DES MATIÈRES.

Paris. — Imprimerie de E. MARTINET, rue Mignon, 2.

www.ingramcontent.com/pod-product-compliance
Ingram Content Group UK Ltd.
Pitfield, Milton Keynes, MK11 3LW, UK
UKHW022211120726
13694UKWH00002B/510